普仁明堂示温通

主　编：贺　喜
编　者：贺伯阳　贺铂楠　邱娟娟　高　静
周　运　林同舟　吴丽雅

U0362880

中華醫學電子音像出版社
CHINESE MEDICAL MULTIMEDIA PRESS
北　京

图书在版编目（CIP）数据

普仁明堂示温通 / 贺喜主编. —北京：中华医学电子音像出版社，2022.4
ISBN 978-7-83005-365-9

Ⅰ. ①普… Ⅱ. ①贺… Ⅲ. ①针灸疗法—医案—中国—现代 Ⅳ. ① R246

中国版本图书馆 CIP 数据核字（2021）第 185258 号

普仁明堂示温通
PUREN MINGTANG SHI WENTONG

主　　编：贺　喜
策划编辑：鲁　静
责任编辑：李雪丽　孙葵葵
责任校对：张　娟
责任印刷：李振坤
出版发行：中华医学电子音像出版社
通信地址：北京市西城区东河沿街 69 号中华医学会 610 室
邮　　编：100052
E - mail：cma-cmc@cma.org.cn
购书热线：010-51322677
经　　销：新华书店
印　　制：北京顶佳世纪印刷有限公司
开　　本：787 mm×1092 mm　1/16
印　　张：15
字　　数：195千字
版　　次：2022 年 4 月第 1 版　　2023 年 3 月第 2 次印刷
定　　价：80.00 元

版权所有　侵权必究
购买本社图书，凡有缺、倒、脱页者，本社负责调换

内容提要

贺氏针灸三通法是根据传统中医理念，将针灸智慧融入针灸实践之中，结合中医典籍，高度总结和归纳贺普仁先生数十年的临床经验而创建的针灸学派，注重理论联系实践，已形成兼具科学性、有效性和渊源性的针灸学术体系。

《普仁明堂示温通》是继《普仁明堂示扶正》《普仁明堂示套穴》之后第三部关于贺氏针灸三通法的书籍，着重介绍贺氏针灸三通法中的温通法。内容涵盖艾灸疗法与火针疗法相关基础理论概述，以及在临床各科疾病中的具体应用和操作规范。

本书阐述了在真实病例治疗过程中如何使用温通法，并对操作细节和易出现的问题进行了论述。本书源于对成功病例的剖析和总结，是贺氏针灸三通法中温通法在临床实践中的操作指南，可供各级中医临床医师学习和参考。

主编简介

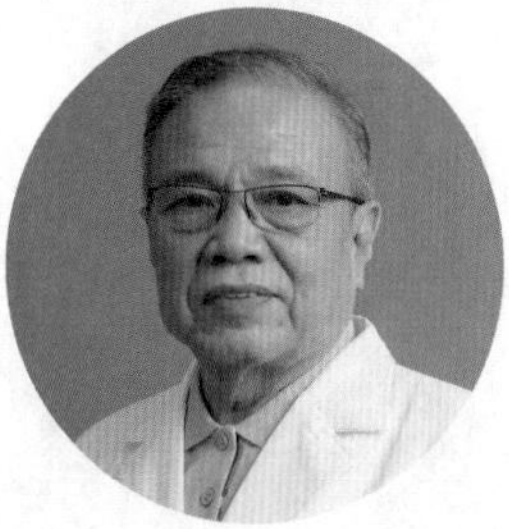

贺喜，国医大师、贺氏针灸三通法创始人贺普仁之子，自幼随父学医，耳濡目染，受益于父亲言传身教，深得真传。深谙贺普仁教授学术精髓、针灸智慧及大爱无疆之境界，并将此发扬光大，将贺氏针灸三通法的弘扬与传承视为责无旁贷的使命与担当。

贺喜不遗余力，认真学习父亲贺普仁的中医理念，研究、归纳其针法特点、配穴规律，总结出贺氏针灸三通法独具特色的“套穴”，并应用于临床，使贺氏针灸三通法取得了里程碑式的突破，弘扬、发展了贺氏针灸三通法。

临证之余，笔耕不辍，著有《普仁明堂示扶正》《普仁明堂示套穴》。

前 言

《普仁明堂示温通》是继《普仁明堂示扶正》《普仁明堂示套穴》之后关于贺氏针灸三通法的第三本书，主要介绍三通法的重要组成部分——温通法。在贺氏针灸三通法临床应用中，温通法的作用举足轻重，也是中国针灸的重要内容之一。由于其自身特点，温通法在治疗中起着特殊作用，既可作为辅助治疗方法，又可作为主要治疗方法。温通法以艾灸疗法与火针疗法为主，与毫针疗法相组合，是一种具有中国特色的针灸技法。《普仁明堂示温通》主要介绍温通法用于临床治疗的优势病种的病因病机、治疗原则、基础针方、治疗细节及注意事项，重点介绍了火针在临床中的操作要点，彰显艾灸与火针的科学性、有效性与渊源性。《普仁明堂示温通》是一本专业工具书，坚持“从临床中来，到临床中去”的理念，在提高中医医师临床实践技能方面具有较强的指导性和实用性。

由于《普仁明堂示温通》中有关贺氏针灸三通法的基础理论和针方解析等在《普仁明堂示扶正》和《普仁明堂示套穴》中均有详细论述，为了避免重复，本书对相关内容不再做详细介绍，重点介绍艾灸疗法与火针疗法的操作细节，以及两者在治疗中的作用及意义。此外，在治疗部分，对于中医理论做了部分删减，简要阐释了病因病机和套穴针方临床配伍意义。因此，未读过《普仁明堂示扶正》和《普仁明堂示套穴》的读者或许会对本书部分内容感到费解，故强烈建议在阅读本书之前，先阅读上述两本书，以便更好地理解本书内容。

贺森

2021 年 10 月

目录

绪　论

中医学源远流长，博大精深，在漫长的历史发展过程中，涌现了大批著名的医家和学者。他们在学术上各领风骚，独树一帜，形成了众多特色鲜明的医术流派和学术体系。贺氏针灸三通法便是中医宝库中的瑰宝之一。

贺普仁（1926—2015），字师牛，号空水，14 岁拜入京城针灸大家牛泽华门下，勤奋学习 8 年，为贺普仁先生成为一代针灸大师奠定了扎实的理论基础，这些启蒙知识为他后来在中国针灸史上成就一番伟业起到了重要的作用。贺普仁先生在 70 余年的针灸生涯中，受名师指引，守正创新，做到了正学、正用、正承。其一生始终耕耘于针灸临床，探索于针灸实践，将古人精华理论融入针灸临床、临证之中，将针灸的理念、智慧充分发挥，使中国针灸治疗方法取得重要突破。贺普仁先生倾毕生心血创建了贺氏针灸三通法，为中国针灸事业做出了里程碑式的贡献，也为中国针灸事业的发展与传承开创了一条传承精华、守正创新的健康之路。

贺氏针灸三通法是贺普仁先生数十年临床经验的总结，以《黄帝内经》为其根、诸家经典为其助、临床实践为其本创建而来。这其中凝聚了古人的智慧，同时也与贺普仁先生孜孜不倦的实践、论证和反复总结、归纳密不可分，是理论与实践相结合的针灸理念与治疗大法。贺氏针灸三通法在临床中以一针一艾之微，疗疾百病，效如桴鼓，这缘于贺普仁先生不断研究岐黄，寻绎古籍，熟读医书并融会贯通，正确运用中医理论、四诊八纲，在实践中不断探究针灸理念。这一理论体系具备“在传承中求发展，在实践中求提高”的思维模式。贺普仁先生坚持博纳百川以治学、持之以恒以坚守、缜密严谨以创新，充分挖掘针灸学的治疗潜力，从而形成思想先进、特色鲜明的针灸学术理论体系——贺氏针灸三通法。

贺氏针灸三通法以学术研究的规范性、临床应用的广泛性及著书立说的渊源性，形成完整的学术体系。贺普仁先生曾说：“针灸为我国最久之医术，举凡后世十三科所治诸病，针灸无不能治。”在针灸实践中，贺氏针灸三通法继承与发扬了最古老、最传统、最正宗的古代针灸智慧，并运用于临床，践行“从实践中来，到实践中去”。

三通法之所以能够形成和发展，是因为其学术主张和理念植根于临床沃土，是以中医经典为指导、临床实践为基础，是针灸理论和针灸临床实践相结合的理论体系。它填补了针灸临床操作技法、治疗理念的空白，将“大道至简、大医至简”的思想落实到针灸临床的方方面面。贺氏针灸三通法在临床实践中创建，在传承中发展，具有独特的辩证思维、针灸理念、临床配穴和施针手法，其总结、归纳了古人朴素的治病理念，开拓了新的针灸学术思想，即“病多气滞，法用三通”。这既是对病因病机的高度概括，又是对临床实践的精辟总结，是指导针灸临床操作的指南。

三通法由以毫针疗法为代表的微通法、以火针疗法和艾灸疗法为代表的温通法和以三棱针刺血疗法为代表的强通法组成，三者均为《黄帝内经》所倡导的针法，针具的使用均依据《灵枢·九针十二原》中记录的方法。三通法各法所采用的三种针具（毫针、火针、锋针）和针法均为古人所用，是最传统的、亦是需要继承和弘扬的针具、针法。本书主要就温通法在临床中的合理、有效运用，以及在实际应用中经常遇到的问题及解决方案加以论述。

上篇 基础理论

艾灸疗法和火针疗法历史久远，早在《黄帝内经》中就已有记载。以艾灸疗法和火针疗法为代表的温通法是贺氏针灸三通法中不可或缺的重要组成部分。温通法既可作为辅助治疗方法，与微通法、强通法相结合，又可作为主要治疗方法，在治疗疾病时起到至关重要的作用。贺氏针灸三通法中的艾灸疗法是以艾绒作为灸材，点燃后放在特制的艾灸盒中，将艾灸盒放置于特定三通法套穴之上进行悬灸，通过艾绒的燃烧产生的温热功效辅助针刺，以达到温通经脉、调畅气血、软坚散结、扶正祛邪等目的。贺氏针灸三通法中的火针疗法是将特制的火针或毫针的针尖烧至一定程度后，刺入特定腧穴或部位，留针或不留针。火针疗法具有消炎止痛、增强人体阳气、激发经气、调节脏腑功能等作用。

第一章　温通法之艾灸疗法

一、发展史

艾灸是中华民族智慧的结晶，是针灸重要的组成部分，是经过千锤百炼、临床反复验证、行之有效的治病方法，它以顽强的生命力流传至今，已有数千年的历史。“灸”字在《说文解字》中解释为“灼”，需由火来完成；“灸”字本身亦有“慢火”之意，即需要长时间熏治。人类祖先自用火开始，就敬畏火，崇拜火，利用火，热爱火。古人早在数千年前就采用松、柏、竹、橘、榆、枳、桑、枣等材料作为灸材，诊疗疾病，在长期实践中发现这些灸材对人体具有伤害，将其逐步淘汰。通过实践摸索，古人发现艾叶熏灸疗效显著且无不良反应，经过长期验证，最终确定将艾叶做成艾绒以作为熏灸的材料，故称“艾灸”。这也同时说明，古人在数千年前就已经掌握了艾灸的治病方法。古代的艾灸养生文化也对人类的健康起到不可磨灭的作用。

中国针灸中的灸法是利用艾叶做成的艾绒燃烧后产生的艾热刺激体表穴位或特定部位，通过激发经气调整人体生理功能、生化反应，从而达到防病、治病目的的一种治疗方法。艾灸从产生到发展经历了漫长的历史变革过程，是祖先留给后人的珍贵财富，是珍贵的文化遗产，是中华医学的瑰宝。

先秦两汉是我国灸法的重要形成时期，出现了以《黄帝内经》为代表的大量著作。《黄帝内经》将灸法作为一项重要内容进行了系统介绍，强调“针所不为，灸之所宜”（《灵枢·官能》）。《孟子·离娄》有云：“犹七年之病求三年之艾也，苟为不畜，终身不得。”由此可见，在春秋战国时期，艾灸已初具形态了。伴随着中医的发展，艾灸也在不断完善。东汉张仲景提出“阳证宜针，阴证宜灸”的见解。其著作《伤寒杂病论》涉及很多艾灸的内容，且有“可火（灸）”与“不可火（灸）”的记载。晋朝葛洪的《肘后备急方》大量收集当时及前人治之有效且简便易行的灸方，全书共109条针灸医方，其中灸方有90余条，可见灸疗在当时临床应用中占据非常重要的地位，应用也非常广泛，并已形成完整的理论体系。唐宋时期，针灸学得到全面发展，到明朝迎来其发展鼎盛时期，《针灸大成》《针灸大全》《针灸聚英》等一批针灸著作相继问世，随之产生多种新的灸法，如艾条灸、桑枝灸、神针火灸、灯火灸、阳燧灸等，后人将药物加入艾绒中发展为雷火神针、太乙神针等。明清以后，灸法更加成熟，应用更加广泛，可治疗的病种非常多，而且疗效显著，为中华文明、人类健康都做出了突出贡献。

古代艾灸一般采用的是瘢痕灸，是将艾绒做成麦粒或绿豆大小的艾炷，放在人体相应部位的皮肤上点燃施灸，治疗各种病证。虽然此灸法可取得显著疗效，但治疗时燃烧的艾炷直接烧灼皮肤，患者较痛苦，因而产生强烈的恐惧心理，进而抵触这种疗法；而且灸后极易发生烧伤、溃破、感染而形成疮疡，痊愈后必然形成瘢痕，这也是该疗法被称为“瘢痕灸”的原因。随着人类文明的进步，先人们逐步摸索发明了隔物灸（如隔姜灸、隔蒜灸、隔药灸、隔盐灸）和悬灸等方法来避免瘢痕灸带来的痛苦与不良反应，使患者能够接受艾灸，也使艾灸成为诊疗的重要手段。这也是人类文明发展和社会进步的必然结果。

贺普仁先生认为针与灸是针灸的“两条腿”，不能偏废，针与灸并用，才能真正达到治疗的目的，才能称为“针灸”。弃用灸法，就等于“单腿走路”，忽视了艾灸的显著疗效，亦丢弃了祖先留给我们的宝贵财富。所以，在贺氏针灸三通法中，温通法与其他两法（微通法、强通法）并重。艾灸在针灸临床中也起着至关重要的作用，其在多种病证的治疗中不可或缺，针和灸不能“分家”。

温通法的关键内涵在于“温”，它代表的是温度，换言之，温度是温通法的关键和灵魂。中医认为“人体气血的运行，得温则行，遇寒则凝”，温通法中的火针与艾灸的突出特点即为“温”，以温热的功效来达到治疗疾病的目的，这也是针灸临床重要的治病方法之一。我们不能轻易地抛弃祖先留给我们的智慧与财富，不能将艾灸边缘化，废用、滥用艾灸都是错误的。三通法始终坚持自身的原则，走自己的路，继承并发扬前人的经验，决不动摇。

二、功效

艾灸是利用艾叶燃烧产生的温煦、温热作用，以及极强的渗透能力达到保健与治疗的目的。艾灸所释放的温热之气是纯阳之气，艾灸之温热刺激可温通经络、以热升阳，极大地激发经络之气，启动下焦命门之元阳、真气，以阳升阳，使血气调和、经脉通畅。人体本身就是喜温恶寒的，《素问·调经论》曰：“血气者，喜温而恶寒，寒则泣不能流，温则消而去之。”“寒独留，则血凝泣，凝则脉不通。”血气遇寒则凝而不通，借助火热得温而通而散。《灵枢·刺节真邪》云：“火气已通，血脉乃行……脉中之血，凝而留止，弗之火调，弗能取之。”《灵枢·官能》指出：“针所不为，灸之所宜，上气不足，推而扬之；下气不足，积而从之；阴阳皆虚，火自当之。”古人充分地肯定了艾灸的治疗作用，同时也明确指出艾灸是补法，补的是阳气，艾灸最大的功效就是温阳散寒、温阳祛湿、温阳除滞、温阳补虚、温阳祛邪，所以艾灸适用于虚证、寒证，尤其适用于虚证中的阳虚之证。在三通法临床应用中，艾灸的作用就是升脾阳、补肾阳、温阳补虚、温阳祛邪。

三、适应证

在三通法的临床应用中，灸法多用于虚证、寒证，如痹证、月子病、贫血、低血压、痛经、雷诺病、不孕症等，这类疾病必须使用灸法。由于灸法具有软坚散结功效，其对很多占位性病变，如肌瘤、囊肿等，也有突出的疗效。对于一些中气下陷性病变，如胃下垂、脱肛、子宫脱垂等病证，必须使用灸法。在临床上，气虚下陷的症状很多，如气短乏力、倦怠、关节重着，都属于艾灸的治疗范围，均需通过升阳来治疗。此外，针对肾脏病变，如肾炎、肾性贫血、肾性高血压、肝肾综合征、肾功能异常等，更需重用灸法。临床上应用三通法时，通常对肾俞穴艾灸 1 h 以上，有时甚至达 3～4 h，这是经过大量临床验证且行之有效的办法。艾灸具有软坚散结的作用，在三通法套穴中就有套穴“软坚灸”，此套穴主要是通过悬灸痞根等穴位的方法，祛除腹中包块，以治疗子宫肌瘤、卵巢囊肿及各种瘕聚等。临床上使用灸法突显了三通法的大局观、整体观，从病因病机考虑，其多施用于腹部、腰部，主要是提升脾阳和温补肾阳。通过大量的临床实践证明，这种理念是正确的，艾灸可振奋经气（主要为人体阳气），尤其是调动人体元阳与真气，以达到扶正祛邪之目的。

临床中虚证者之中以阳虚者居多，故适合应用三通法的临床虚证一般指阳虚之证。阴虚证也是虚证，但不是艾灸的适应证。阳虚是人体诸多病证中很关键的病机，普通的寒证也都是阳虚之证，阳虚症状较为明显，临床表现为形寒肢冷、畏风畏寒、喜热饮、关节不利、腰腿痛等。此外，寒证一般与湿密切相关，且相互影响、相互关联。凡是湿证，基本上都与寒有关，寒也能加重湿证的病情，所以寒证与湿证都是艾灸的适应证。虚证本身关乎于气血，而气血的盈亏关乎人体的虚实，故艾灸在临床上也是补益气血的重要手段。气血足，则正气足，正气足方祛邪，这就是三通法的扶正祛邪理念。补虚、散寒、温经是艾灸的功效，也是温通法的特色，三法（微通法、温通法、强通法）合一，才能扶正祛邪。

四、禁忌证

古人对于艾灸的使用范围和禁忌证存在争议，形成热证忌灸派与热证可灸派。张仲景是热证忌灸派的代表人物，他认为无论是阴虚的虚热证还是阳盛的实热证，均不宜施灸法；刘完素、朱丹溪等则是热证可灸派的代表人物。这种争议持续至今。三通法认为艾灸的功效突出，但并非万能，也存在禁忌证。临床上使用灸法还是需要辨证施用，因病治宜。有些疾病必须使用灸法，艾灸的温热功效可以温经散寒，通经活络，很多病证都是灸法的适应证，艾灸的温阳作用适合阳虚之证。但是有些疾病则是灸法的禁忌证。三通法对此有明确的界定，如果不顾及适应证与禁忌证，疗效与预期则会相悖。

三通法根据对疾病病因病机的认识与理解，认为阳盛之证、阳亢之证，如高血压、甲状腺疾病及各种炎症等应禁止使用灸法。有些人提出的“热证用灸法”不符合三通法的灸法理念。此外，情志类疾病、神志类疾病也是三通法灸法的禁忌证。阴虚之证也不适宜使用灸法。这容易使人产生疑问，为什么同样是虚证，三通法却将阴虚之证列为禁灸之证呢？因为阴虚之证必有阳盛之症状，比如口干、口渴、喜冷饮、舌红苔黄、脉象细数等，若用灸法，无异于“火上浇油”。所以在临床上将阴虚之证也列入禁灸之列。

古人将身体的某些穴位规定为禁灸的穴位，认为这些穴位施灸会产生与治疗目的相反的结果或不良反应。《针灸甲乙经》记载了 24 个禁灸穴位，《医宗金鉴》记载了 47 个禁灸穴位，《针灸大成》记载了 45 个禁灸穴位。古人列出的这些禁灸穴位，大部分是人体的敏感部位、眼周穴位及血管丰富的部位。在这些禁灸穴位中，有些穴位禁灸是非常合理的，比如睛明、丝竹空、瞳子髎、承泣等非常接近眼球的穴位。但有些禁灸穴位通过后世医家的反复实践，证明灸之可以获得良好的治疗效果。考虑造成这种差异的原因可能是古人多采用艾炷施瘢痕灸，有些部位无法施用，故禁灸。三通法所采用的方法为灸盒悬灸法，仅用于腹部升脾阳和腰部补肾阳，以及“软坚灸”软坚散结，不涉及禁灸穴位，因此无须考虑这些问题。

五、操作方法

艾灸方法多种多样，从瘢痕灸到隔物灸，乃至悬灸，经历了数千年的发展与变革。三通法临床上多采用悬灸，以灸盒为主要工具。这种灸盒是20世纪50年代贺普仁先生与同事们研制的，安全可靠、保持热度时间较长，而且温度和时间均可控，不会对皮肤造成伤害。灸盒除上述特点外，还有一大特点就是节省人力，灸盒悬灸解决了人手紧张这一难题。在三通法的临床应用中，这种灸盒仅用于腰、腹部的灸治，而且是针上悬灸，即必须扎上针后再加灸盒艾灸。灸盒的尺寸适用于腰、腹部的任何套穴。其中，常用的套穴灸法为“软坚灸”。其悬灸痞根穴专门治疗腹内占位性病变，具有较强的软坚散结的功效，故而得名。“软坚灸”是三通法的独特灸法，在临床实践中取得了良好的效果。除上述临床常用的三通法灸法外，还有一些针对特殊病证的灸法，比如顽固性面瘫灸患侧外耳道，虚证眩晕灸神庭，脱肛、胃下垂、子宫下垂灸百会，胎位不正灸隐白等，均颇具特色，在治疗中起着重要的作用。

三通法临床上使用艾灸时，一般用30 g艾绒，攥紧、压实成扁圆状，点烧周边3个点（目的是不让艾绒快速燃烧），热度逐渐升高（时间约25 min），当艾烟散尽时，艾盒温度达到40℃左右，也是三通法临床艾灸的最高温度，在温度逐渐升高的过程中，艾灸的温热功效由表及里，提升人体正气，温阳扶正，并将病邪驱逐体外。在三通法临床应用中，这种温度下艾灸的渗透力最强，比如在艾灸腰部时，艾灸温热的效力可以到达肚脐周围，使腹部产生明显的热感；艾灸腹部时，温热的效力可以达到腰部。高温艾灸则达不到这种渗透效果。艾灸时间为30 min，约为人体经气绕行人身一周的时间。特殊病证可以延长艾灸的时间，可达1 h甚至更长，需根据病情来决定。艾灸的温度与时间是其治疗的关键，只有控制好时间与温度，才能达到温阳散寒、温阳补虚、温阳祛邪的作用。

六、注意事项

1．艾灸的误区

在临床中，有些患者对于艾灸功效的认知存在一定误区，认为一旦用上艾灸就要立刻感觉到艾灸的温度，尤其是寒邪较重的患者，在冬季做艾灸时，一味要求艾灸温度要高或直接使用热的艾灸盒，其实是错误的。艾灸时，应该有一个由凉到温、由温渐热的过程，使皮肤有一个适应过程，同时也是艾灸之温热功效由表及里的过程，这个过程是必要的，艾灸也不是温度越高越好。这一慢热过程也符合古人以灸为补的理念，《针灸大成》言："以火补者，毋吹其火，须待自灭，即按其穴。"这就是古人所说的艾灸补法。针灸临床上，艾灸用于补法就是让艾绒慢慢燃烧，直至自己熄灭，这种灸法是三通法临床最常用的方法。采用这种方法艾灸火力温和，热力缓缓渗透于体内深部，达到扶正祛邪之目的。

2．艾灸温度的把控

由于人们对于热的感知程度不尽相同，或者因病情差异，每个人对于艾灸的温度感受不同，如寒邪较重的人喜欢艾灸温度高一些，更有甚者始终感觉不到温度的升高。对于这种情况，在治疗过程中不能迁就患者，要坚持原则并解释清楚。疼痛类疾病患者也希望艾灸温度高一些，因为较高的艾灸温度能够缓解或祛除疼痛。此外，由于人体生理曲线不同，腹部（凸）比腰部（凹）对艾灸温度更为敏感，故灸腹部时，灸盒的温度相对要低一些，同时要准确掌握每例患者的耐受温度。一般情况下，如果用灸条施灸，就需依靠灸条距皮肤的高度来控制温度，以避免烫伤。若用灸盒施灸，则需依靠灸盒中的艾灰厚度调整温度，艾灸腹部时，灸盒中的艾灰要厚一些，而艾灸腰部时，艾灰则可以薄一些。同时，还要根据每个人的身体状况来决定艾灰的厚度，一切从病情出发，因病治宜。在艾灸过程中，要及时观察与询问，避免烫伤事故发生。

3. 艾灸烫伤的正确处理

在实施灸法的过程中，需要注意安全操作，确保患者安全。由于艾灸的热传导力特别强，一旦发生烫伤，均为深部烫伤，结痂很厚，不易痊愈。当不慎造成烫伤、出现水疱时，可以用无菌针头将水疱刺破，放出液体，但千万不要将水疱的皮完全弄破、揭掉，水疱的皮对伤口的保护作用非常重要，可避免感染。还有一点也很重要，不要在伤口处自行涂抹膏类药物，否则不利于伤口愈合，应尽量保持创伤面干燥、清洁，才有利于伤口的恢复。在伤口恢复期间，由于创面对热极度敏感，因此要停用灸法，待伤口痊愈后，方可重施灸法。

4. 艾灸的补泻和顺序

古人对于艾灸有补泻之分，《灵枢·背腧》有云："气盛则泻之，虚则补之。以火补者，毋吹其火，须自灭也。以火泻者，疾吹其火，传其艾，须其火灭也。"《丹溪心法》和《针灸大成》对此均有相同的论述。在三通法的临床应用中，不用艾灸做泻法，仅用于补法（补虚升阳），只将艾灸作为温补的重要方法。古人对艾灸的顺序也有严格的规定，一般规定为"先上后下，先阳后阴"等，但因为三通法仅于腹部和腰部施用艾灸，只是用于补阳、升阳，因此不受灸法顺序之限。

小　结

艾灸是中医的瑰宝，是贺氏针灸三通法的重要组成部分，也是三通法在临床重要的治疗手段。我们应当深入了解中华民族古老的艾灸理念，传承古人的中医思维与智慧，用好灸法，弘扬中医针灸文化，守正创新，开拓出将中医针灸发扬光大的健康之路。

第二章　温通法之火针疗法

一、发展史

火针在我国历史悠久，早在《黄帝内经》就有记载，《灵枢·九针十二原》中的第九针“大针”即为火针，《素问·调经论》云：“病在筋，调之筋；病在骨，调之骨。燔针劫刺其下及与急者。”这里说的“劫刺”“燔针”，也是描述火针。张仲景在《伤寒论》中称火针为“烧针”，皇甫谧在《针灸甲乙经》中称“焠针”，唐代孙思邈在《备急千金要方》中虽有“白针”的叫法，但正式定名也为“火针”。在《黄帝内经》中，用火针治病的方法称为“焠刺”。

在历代的针灸专著中对火针的治疗范围的描述比较狭窄，大多局限于外科、骨科、皮肤科病变，对于内科的疾病火针使用得较少，并设置了很多项火针禁忌，如《伤寒论》中有“荣气微者，加烧针，则血流不行，更发热而躁烦也”“阳明病，脉浮而紧，咽燥口苦……若加烧针，必怵惕烦躁，不得眠”“伤寒脉浮，医以火迫劫之，亡阳，必惊狂，起卧不安者……”“太阳伤寒者，加温针，必惊也”等记载。这都表明古人利用火针治疗内科病变少之又少，而且条条框框较多。

唐宋时期是火针的发展阶段，明清时期是火针的成熟阶段，火针的治疗范围也有所扩大。《针灸聚英》《针灸大成》《名医类案》等医著记载了不少火针的疗法，但也是局限于疮疡、痈疽、瘰疬、痹证等病种的治疗，内科病证并不多。火针真正得到广泛应用和发展始于 20 世纪 60 年代，经贺普仁先生及其他针灸前辈努力开拓、研发，火针在针灸临床被广泛应用起来，治疗病种逐步扩大。后经过数十年的临床探索、研究、验证，火针广泛应用于内科疾病。在临床中，三通法火针参与治疗的疾病达百余种，涉及内、外、妇、儿等多个学科，并摸索出火针的适应证、禁忌证，制定出严格的操作规范。此外，火针的应用极大地提高了治疗效果，使许多单用毫针无法解决的难题迎刃而解，比如静脉曲张、带状疱疹、类风湿关节炎、疮疡类疾病、占位性病变等，尤其对于人体炎症，如疮疡等皮肤病、妇科炎症、消化系统炎症等，火针强大的消炎作用更显疗效。火针发明于古代，发展于当代。现在火针的作用与疗效在全国乃至世界已得到充分的肯定。

火针的发展历程并不是一帆风顺的，社会工业水平直接影响着火针的发展，制作工艺决定了火针的质量，从针体材质的选用到针体的制作，均直接影响火针的使用和治疗效果。古代的制造水平只能制作出粗大的火针，这使得火针治疗成为一个痛苦甚至难以忍受的过程，还要考虑随之而来的严重的后遗问题，还须注意针眼保护、避免感染等问题。针体越粗大，造成的伤害就越大，这也可能是古代将火针多应用于疮疡、痈疽、瘰疬、骨病，对火针治疗内科疾病设置多项禁忌的主要原因。古代医家很清楚火针治疗所造成的痛苦，再加上封建等级制度，火针多用于劳动人民，对达官贵人则慎之又慎。《灵枢·寿夭刚柔》中记录："刺寒痹内热奈何？……刺布衣者，以火淬之。刺大人者，以药熨之。"同样的疾病，对不同身份的人采用不同的方法，这也从侧面反映出火针治疗的痛苦程度。正是火针的材质与制作工艺严重地制约了火针的使用与发展，也是使火针几近失传的重要原因之一。

贺普仁先生在20世纪60年代开始挖掘、整理火针资料。当时几乎没有临床案例，仅凭有限的经典文献，开始大胆尝试火针的使用。临床50年来，除了验证火针的适应证、禁忌证、操作手法之外，贺普仁先生把相当多的精力投入到火针针体材质的研发中。经过长期的摸索、探讨、论证，才使火针有了今天的材质和制作工艺。在历史长河中，火针的发展实际上也伴随着材料科学和制作工业的进步，因此，火针在当代的发展也是科技和社会进步的必然结果。

现代的火针从材质、制作到操作，都优于以往的火针，使其治疗范围不断扩大，治疗病种逐步增多，临床疗效极大提高，尤其在治疗内科疾病方面扩大了疾病种类。目前，呼吸系统、循环系统、消化系统、生殖系统、泌尿系统、运动系统的病变均可以应用火针进行治疗，疗效令人满意，突显了火针巨大的生命力和治疗优势。

温通法在临床应用中颇具特色的疗法包括艾灸疗法和火针疗法。火针疗法包括以火针和毫针为工具的两种疗法。毫火针是以毫针为工具的火针疗法，三通法临床通常选用 0.25 mm×25 mm、0.25 mm×40 mm 和 0.30 mm×75 mm 的毫针，即 1 寸针、1.5 寸针和 3 寸针。毫火针包括毫火和毫针火针。毫火是指毫针烧红后刺入穴位或身体某个部位并留针的针法。毫针火针是以毫针替代火针，将针体烧红后刺入穴位或身体某个部位的针法。毫火与毫针火针的区别在于毫火留针而毫针火针不留针。这两种针尽管针体细（直径 0.25 mm 或 0.30 mm），但是烧红时针体温度也能达到 600℃，由于针体细，所以对技术要求更高。毫火最大的特点是疼痛轻微，几乎不留痕迹，患者容易接受，多用于肢体病变；毫针火针多用于头部病变。二者相比较，毫火的用途更广，在治疗中起着重要的作用。二者均发明、发展于当代，是三通法在临床上常用的治疗手段，也是温通法的重要内容。

二、功效

火针最大的特点是针体温度高，一般火针针体烧红后，针体温度可达 600℃以上。火针充分利用自身的温度优势，激发经气，调节脏腑，活血化瘀，软坚散结，温阳补虚，祛寒除湿，通经活络，祛腐生新等。由于这些特性，火针能够有效地治疗疑难杂症和顽症。按照现代医学的观点，火针还有一个重要的功效——消炎，这是其他针具所不具备的。这些功效源自且依赖于火针的温度，没有温度，火针则失去了意义。因此保持火针的进针温度已成为现代针灸临床的一大课题。火针的施刺过程本身就兼备毫针与艾灸的共同特性，而且火针的刺激程度远远大于毫针，作用时间长，治疗效果持久而强烈，这是毫针无法替代和无可比拟的。

三、适应证

火针的独特功效适用于内、外、妇、儿各科的诸多病证，以及耳鼻喉、皮肤病证，其中包括占位性病变。

火针的使用扩大了针灸的治疗范围，极大地提升了治疗效果，尤其针对疑难杂症、顽症疗效显著。火针的温热功效使得其刺入肌肤或穴位后的刺激量远大于毫针，火针的力度、强度和温度所产生的刺激效果是其他针具无法达到的。火针应用于针灸临床是一个里程碑式的飞跃。对于普通针灸不显效、不见效的病证，如一些占位性病变，火针的使用提高了有效率和治愈率；对静脉曲张、带状疱疹、类风湿关节炎、湿疹、银屑病、各类囊肿等，火针也取得了显著疗效。神经系统疾病是公认的疑难杂症，火针的应用使该类疾病临床结局大为改观。火针因其具有强大的消炎功效，治疗疮疡、红肿更为得心应手。总之，火针在治疗顽症及久治不愈之症方面取得了突破性进展。

四、操作方法

火针、毫火和毫针火针均采用一步进针法，即针刺深度一步到位（不同于毫针疗法施针的两步进针法。关于两步进针法请参阅《普仁明堂示套穴》)。火针的操作方法主要包括两种：一、二、三秒进针法和火针烧红进针法。一、二、三秒进针法是指第一、二秒烧针，第三秒进针，这样火针的温度在400～500℃。虽然只有2 s的烧针时间，但要求要做到“针下有声”，即当火针刺入皮肤的一瞬间要有“嗞”的一声；还要做到“针后有晕”，火针扎后，针眼周围会泛起红晕，这就说明火针的温度合适，火针的功效在传导。烧针时，第一秒火针是横放灼烧（针尖上 1/3 处），第二秒火针竖直灼烧，俗称“火里拐弯”，这时要求针尖垂直于皮肤，同时针尖要指向目标位置，第三秒下针，这样才能准确地扎入目标穴位（部位），并保持火针以 400℃以上的温度刺入肌肤，才能做到“针下有声”，稍后才会“针后有晕”。

火针烧红进针法，顾名思义，就是将火针烧红后进针，主要用于疮疡和占位性病变及神经类、疼痛类疾病。

五、注意事项

近年来，火针在全国乃至全球被广泛应用，受到业内人士的一致赞誉。但是，由于没有统一的教材，使得很多人仅凭想象去扎火针，闭门造车，所以造成很多乱象和误区，火针的疗效亦大打折扣，给患者带来不必要的痛苦。鉴于上述情况，本书作者愿意将临床中使用火针的经验体会与大家做一分享。

1．火针疗法的误区

目前普遍存在一个使用火针的误区，很多人认为扎火针要快进快出，这种观点是错误的。扎火针应不疾不徐，进出针的速度与毫针一样，只有动作流畅，才能达到火针的治疗效果。盲目地快进快出，动作过猛，火针针刺位置会严重失准，关键部位、特殊部位极易出问题，如关节部位会伤及滑膜与骨膜，同时还会损伤火针。因此，扎火针不要图快，应匀速，带有节奏感，使患者内心的节奏与进出针同步，这样会大大降低患者的恐惧感。在患者全身放松的情况下，肌肉组织是松弛的，这种状态下扎火针患者并不痛。

2．火针的温度

施刺火针并不是火针烧得越红越好。部位不同、病情不同、体质不同，火针的温度也应不同。一般对于内科病证，三通法采取的是一、

二、三秒进针法，火针的温度在400～500℃。当火针烧得特别红（温度达600℃以上）时扎入皮肤后，虽然针下有声，但是针后无晕，这是由于针体温度过高，针孔周围的肌肉组织已被烧焦，影响了传导，只会产生红点，不会产生红晕，从而影响火针的疗效。由于该法仅有2 s的烧针时间，故医者动作不熟练或迟疑、不流畅，火针的温度就会大大降低，失去温度就失去了火针的意义。为了保持火针的温度，医者动作一定要熟练、流畅，必须要严格执行火针的操作要领。这里介绍的一、二、三秒进针法适用于一般内科疾病，如胃脘病、妇科病、肠道病变，以及呼吸系统、泌尿系统、循环系统等病变。但不是所有疾病都采用相同火针方法。对于占位性病变，如结节、囊肿、肌瘤，须采用火针烧红进针法，将火针烧红后进针，对于疮疡、脓肿亦采用此法。对于肢体病变烧针时间也不尽相同，如腰腿痛采用一、二、三秒进针法，颈椎病、痿证、神经元病变、肌肉萎缩则要用火针烧红进针法。总之，火针烧红与否主要取决于病情。施刺火针治疗内科病变时，烧针超过2 s或不足2 s都是错误的，有的人烧针不足1 s就进针，看似技术娴熟，但是根本没达到治疗温度，治疗效果也会大打折扣。

3．进针深度

目前临床上使用火针越来越普遍，但火针刺入的深度问题值得重视。由于烧针时间过短或针速过快，火针刺入的深度往往不足。根据病情、病位的不同，刺入火针的深度也不尽相同。但是，不论何种病变，火针刺入深度都不能过浅，若仅是刚好刺破皮肤，则达不到火针的治疗效果。由于有些中医医师顾忌后背的危险性，扎得很浅，这点需明确，火针刺入后背的深度不能浅于0.3寸，对于肥胖患者还要根据身体的肥胖程度适当地增加深度，为了安全起见，后背的火针深度应为0.3～0.5寸，否则，达不到火针的疗效。病变不同、病情不同、部位不同，则火针刺入的深度不同，患者的胖瘦也是左右火针深度的因素之一。火针刺入过深会发生危险，刺入过浅则无效，这就需要中医医师熟练地掌握火针技术，并对疾病有清晰的认识，做到心中有数。

4．火针的刺法

现在针灸临床上存在一种错误的火针针法，即火针烧一次扎数针的针法，这完全忽视了火针的本质和特色，或者对于火针治疗机制根本不理解。高温是火针的灵魂，火针是利用高温优势来达到其他针具不能达到的效果，没有温度的火针就失去了自身价值。烧一次针，扎一针后，火针已经基本失去了治疗需要的温度，实际上就是一根普通的粗针，扎进皮肤会更痛，更易让患者产生恐惧感。所以，一定要做到烧一次针只扎一针。只有这样，才能保证火针的进针温度，进而充分发挥火针的威力，达到治疗的效果，否则，就是人为地削弱了火针的特色。

5．针具维护保养

火针是中医的有力武器，就像战士的枪一样，需要维护保养。火针针具需经常用细砂纸打磨，主要目的包括两方面：一方面是祛除针体上的积炭，使针体光滑，避免积炭脱落嵌入人体（尤其是面部）；另一方面要将针尖打磨成鼠尾状，有利于火针的刺入。正所谓“工欲善其事，必先利其器”，火针保养得好，才更便于使用，延长火针的使用寿命，同时保证疗效，减轻疼痛，使患者的恐惧心理降至最低。

6．毫火与毫针火针安全使用

与火针相比，毫火与毫针火针由于针体较细，操作起来难度更大，在临床上必须严格执行操作规范，才能做到安全、有效。二者的操作重点是均需将针尖以上烧红，才能顺利刺入，采用一、二、三秒进针法，操作要领是“火里拐弯”，操作时一气呵成，动作连贯、流畅，不拖泥带水。毫火的操作选用一步进针法，不论针具的长短，1 寸、1.5 寸或 3 寸毫火均采用一步进针法。这与毫针的进针速度是一样的，不同的是要一步到位。三指持针，小臂发力，千万不能用手腕发力。有一点要格外注意，刺入的深度一定要严格把控，尤其是施刺于背部时更要谨慎，以免发生危险。肌肉丰厚处的穴位（如环中、承扶、殷门等）使用毫火时，可以使用 3 寸毫针，直径为 0.30 mm，直径不低于此标准的毫针才是安全的。1 寸和 1.5 寸毫火使用的是直径 0.25 mm 的毫针。

毫针火针一般多用于面部，由于针体较细，痛感轻微，不易留印痕，故毫针火针常用于治疗痤疮、黄褐斑、面瘫、面肌痉挛、三叉神经痛等病证。毫针火针操作的关键是针刺时一定要垂直于皮肤，针不可烧得过红。此外，由于毫针很细，不能反复使用，操作时一般不超过 5 针就需要及时更换新针，以免发生针体弯曲烫伤患者。人们对于面部的伤痕很敏感，所以及时更换毫针是确保安全的关键。

7．针后针眼保护

关于火针还有一个问题需要重视，即扎火针后针眼的保护问题。一般情况下，由于火针为高温，不会出现感染问题，所以火针治疗是安全的。扎火针后的针眼最忌进水，所以操作规范要求扎火针后 24 h 内不能碰水、沾水，更不能洗澡，严格执行这一规定很关键。但是，如果在炎热的夏天，尤其在我国南方地区，24 h 不洗澡也很难做到。因此，特殊情况特殊处理，扎火针后 4～8 h 以后，可快速冲凉，以淋浴为主，严禁搓洗火针扎过的部位。做好个人卫生对火针针眼也是一种保护。

六、相关术语

《普仁明堂示温通》是继《普仁明堂示扶正》《普仁明堂示套穴》之后的第三本关于三通法临床应用的书籍，在内容上与前两本书有着连续性。为了使读者便于理解本书内容，特将前两本书中关于火针针法操作的专用术语在此做一简单的解释。

1．火针点刺

火针点刺是临床中使用最为普遍的火针针法。根据病情决定火针的温度后，将火针刺入穴位或身体某部位，一般扎在穴位或经络上。火针点刺在三通法临床应用中使用得最多，如火针点刺咳喘 10、火 5、肩 4、胛 6 等，火针点刺一般都是采用一、二、三秒进针法，即第一、二秒烧针，第三秒进针。

2．火针散刺

火针如不扎在穴位或经络上则称为“火针散刺”，这种扎法大部分扎在病灶位置上，如囊肿、肌肉萎缩部位、痛点、水肿部位等，火针散刺一般要求施刺时采用火针烧红进针法，即火针烧红后进针。

3．火针密刺

火针密刺是根据病情加大火针的密度的针法，一般针对的是痛点、病灶或占位性病变，比如肌肉萎缩的部位，结节、囊肿、疮疡处，痛风、股骨头病变的病灶处，这是具有非常强的针对性的火针针法。

4．火针围刺

火针围刺是针对某些特殊病变采用围刺的方法，也称“缩小包围圈”的火针刺法。一般是火针点刺在病灶与正常组织的交界处，这种火针刺法多用于疮疡或皮肤病治疗，根据病情决定围刺时是否烧红火针。

5．火点督

火点督是指火针点刺督脉，此针法功于激发阳气，振奋元阳，醒脑、开窍、通髓。主治与脑有关的病证，如癫痫、神经元病变、脊髓型颈椎病、痿证等。根据古人“经脉所过，主治所及”的理念，也能治疗督脉循行路线上及两侧的病变，如强直性脊柱炎、脊柱侧凸等。按照现代医学理论，火点督还能治疗血液病变，如贫血、血小板减少等。

火点督的操作原则就是一定要扎在督脉正中线上，用一、二、三秒进针法的进针速度，“离穴不离经”，每次施刺都要错开上次的针眼。

6．火 5

火 5 是火针点刺腹部 5 条线（任脉、肾经和胃经）的简称。火 5 的起点是天枢、神阙水平线以下，一般止于水道穴水平线以上，根据病情不同，点刺的长度不同。火 5 主要治疗消化系统、泌尿系统、生殖系统病变。一般采用一、二、三秒进针法的进针速度，做到“针下有声，针下有晕”，离穴不离经，且须避开石门穴。对于占位性病变（如子宫肌瘤、卵巢囊肿）、前列腺炎、前列腺增生等，火针应烧红后扎入，而且要扎至耻骨联合水平线上。

7．火后毫

火后毫是指同一穴位或部位先扎火针，然后再扎毫针的针法。这种针法在三通法临床应用中运用较多。所有套穴在使用时都可以为了加强疗效采用火后毫，比较常用的有火点督后毫、环中至昆仑火后毫、咳喘 10 火后毫、肩 4 火后毫、肾 8 火后毫、胛 6 火后毫、椎 8 火后毫、脐 4 火后毫、鼻 5 火后毫、颈 6 火后毫等，用途非常广泛。凡使用这种针法，在火针施刺时都是采用一、二、三秒进针法的进针速度，做到“针下有声，针后有晕”。

小　结

火针疗法是温通法的重要内容和组成部分，是三通法重要的治疗手段，是每一位学习三通法的中医医师必须熟练掌握的针灸技术。继承和弘扬火针疗法，我们责无旁贷，要做到传承精华，守正创新。

下篇 临床应用

三通法临床上治疗的病种很多，病情也相对复杂，艾灸与火针应用广泛，根据不同病情来决定不同的治疗方法。艾灸多用于虚证、寒证的治疗，主要是阳虚之证。前文已明确说明虚证的性质，同时指出阴虚也是虚证，但不是艾灸的适用范围。在三通法的临床应用中，灸法只用于温阳补虚，升脾阳，补肾阳，且只用于腹部和腰部。明确地说，灸法主要用于升发阳气。火针的使用主要针对顽症、久治不愈之证，虚证、实证均可，尤其是疮疡、占位性病变，火针更是得心应手。毫针难以治疗或疗效不明显的病变，用火针治疗，成效显著。在临床中如何把握火针的温度、深度、力度是技术的关键，病证、病情不同，火针的温度、深度、力度也不同。本篇对火针应用细节进行了论述，强调只有认真执行操作规范，才能做到安全有效，只有针法正确，才能保证疗效。

本篇针对临床上应用三通法艾灸与火针治疗的部分病证进行病情剖析，着重分析艾灸与火针在使用中的细节，多系本书作者在临床中的感悟与心得，愿与读者分享，共同探讨，不断完善。

第三章 内科病证

第一节 头　　痛

一、概述

头痛是指以头部反复发作性疼痛为主要症状的常见疾病。此病发病率高，可见于各种急慢性疾病，如现代医学的血管神经性头痛等。

中医认为头痛是由外感六淫或内伤杂病致使头部脉络拘急或失养，清窍不利所引起的。古人对头痛的认识很早，《黄帝内经》称头痛为“脑风”“首风”。头痛的原因很多，但不外乎外感和内伤。古人认为头为“诸阳之会”“清阳之府”“髓海之地”。《素问·风论》有“风气循风府而上，则为脑风”“新沐中风，则为首风”的记载。五脏精华之血，六腑清阳之气，皆上注于头，且头部有经络与口、鼻、眼、舌、耳诸窍内外相通，故凡六淫之邪循经则上犯于头，阻遏清阳，导致气血逆乱，瘀阻脉络，脑失所养时，均可发生头痛。

中医根据《伤寒论》六经辨证的内容，按照经络循经上头的路线及头痛的部位，将头痛分为巅顶痛（厥阴头痛）、前额痛（阳明头痛）、头两侧痛（少阳头痛）、后脑痛（太阳头痛）。三通法临床治疗头痛，每种头痛都可选择相应的穴位进行针对性治疗：阳明头痛——中脘穴，厥阴头痛——太冲穴，少阳头痛——丝竹空透率谷，太阳头痛——至阴穴。《东垣十书》将头痛分为内伤头痛和外感头痛。古人根据症状和病因不同分为伤寒头痛、偏头痛、真头痛、气虚头痛、血虚头痛、气血俱虚头痛、厥逆头痛等，不同的病因病机引发不同的证候。

在临床中，头痛一般都是以实证来对待，虚证头痛只是作为某些病变的症状，需要综合考量，治病求本，此病证不在此讨论。治疗头痛选择降压套穴，加太阳穴。临证中还要根据头痛部位加上其他相应的穴位。头痛的表现不会是某个点位痛，其他部位不痛，这种现象不存在，基本上是全头都痛，某个点位更痛。治疗全头都痛的穴位即为太阳穴，此穴属经外奇穴，《太平圣惠方·针经》中对太阳穴的描述为："在目后半寸，是穴亦名太阳之穴，头风、赤眼头痛、目眩目涩，可灸。针入三分。"这是三通法临床专门治疗头痛的穴位，所以治疗头痛的基础针方就是降压套穴加上太阳穴，再根据不同的头痛部位选择不同的针方，针刺相应的穴位。如前额痛选降压套穴、太阳穴、中脘穴；巅顶痛选降压套穴、太阳穴，降压套穴中太冲穴行泻法；头两侧或单侧痛选降压套穴、太阳穴、丝竹空透率谷；后脑痛选降压套穴、太阳穴、至阴穴。

临床实践中发现，对顽固性头痛，即久治不愈、反复发作、疗效欠佳的头痛，采用火针直接点刺头痛部位的方法最直接、最有效，而且要密刺，点刺时如果微量出血（令邪随血出），效果最佳。这也是温通法与强通法的联合治疗。邪遇温得散，火针以其强大的活血化瘀、疏经通络的功效使局部血液循环畅通，气机流畅，从而治疗顽固性头痛效果显著。治疗时采用一、二、三秒进针法的火针进针速度，不考虑经络与穴位，以痛为输，力度不可过猛，动作流畅，点刺透皮触及骨膜即可奏效。

临床上还有一种头痛，要按虚证治疗，这就是经行头痛。经行头痛的病因病机与实证头痛完全不同，系因冲任失调、气血阴精不足、体质素虚及情志失和造成的气血双虚头痛。此证经行头痛，经停痛止。治疗此证的基础套穴是 18 好，加上太阳穴，也可以火针点刺痛点。使用 18 好必须有灸法的参与。总之，补虚养血、扶正祛邪是治疗此证的关键。

二、病案举隅

【病案一】

患者，女，75 岁。头痛近 10 年，发作时头痛如裂，持续数分钟至数小时不等，痛感最强烈的部位在巅顶，伴心情紧张、压抑。经中西医药物治疗效果甚微，前来求治。查体血压正常，头部检查未见异常。诊断为头痛。

治以疏风散瘀，清利头窍。针方：降压套穴，太阳穴，泻太冲穴。在三通法临床应用中，与巅顶相对应的穴位是太冲穴，所以对降压套穴中的太冲穴行泻法，即可治疗巅顶痛。第一次治疗后有效果，针后当时患者头痛减轻，但 2 h 后又恢复原状。第二次治疗在降压套穴、太阳穴的基础上，火针密刺巅顶部，针时伴微微出血，针后患者称一天一夜头未痛。效不更方，连续治疗 5 次，患者头痛症状消失，又巩固治疗 5 次。患者对治疗效果满意，结束治疗。

火针活血化瘀、疏经通络的功效在治疗中起到至关重要的作用。火针的功效直接作用于病灶部位进行针对性治疗，疗效明显，尤其是针对顽固性病证。

【病案二】

患者，女，35 岁。头痛多年，且均发生于经期，经期前一天开始头痛，痛感最强烈的部位在后脑，经期中头痛加剧，经期结束头痛立止。多年来，每月如此，使患者经前精神紧张，如临大敌。经中西医药物治疗效果不佳，前来求治。平时乏力、倦怠、畏寒，纳可、二便调。查体舌淡苔白，脉细，诊断为头痛。

治以益气养血，清利头窍。针方：18 好，太阳穴，至阴穴，火针点刺头痛部位。经期前一周开始治疗，经期中患者头痛程度明显减轻，但后脑疼痛仍很突出。原针方不变，在此基础上加上火针点刺后脑痛点，针后患者症状明显改善。火针活血化瘀、疏经通络的功效在治疗中作用明显。针方中火针与艾灸的温热功效养益气血，调节冲任，提升人体正气。治疗 1 个月，时逢经期，患者头痛未发作。继续巩固治疗中。

【病案三】

患者，女，50 岁。头痛多年，来诊时左颞部头痛，呈阵发性跳痛，时伴前额疼痛，恶心欲吐，劳累后加重，情绪紧张时加重。平素胃脘部胀满不适，怕凉，饮食不当或生气时易腹痛、腹泻，经常鼻塞、流涕、咳嗽，后背发凉。脑 CT 未见异常。查体舌淡紫，苔白，脉弦。诊断为：①偏头痛；②肠易激综合征。

考虑到患者肝郁气滞，情绪紧张，第一步要稳定其情绪，治疗针方：降压套穴，火针点刺疼痛部位，丝竹空透率谷，中脘，内关透郄门。治疗 1 次后，患者头痛稍减，情绪尚好，后又巩固治疗 3 次，头痛治愈。改针方为大扶正，内关透郄门，鼻 5，咳喘 10 火针点刺。改用针方治疗 2 次后患者鼻塞、流涕、咳嗽症状消失。火针的活血化瘀和疏经通络功效在治疗中起着重要的作用。目前患者仍在治疗中，自针灸治疗开始未再出现感冒和肠道症状。

第二节 面 瘫

一、概述

面瘫（西医病名）也称“面神经麻痹”，又称“面部表情肌无力”，中医称“口眼歪斜”，古人称“㖞僻”。现代医学将面瘫分为“周围性面瘫”和“中枢性面瘫”。周围性面瘫的临床表现为患侧面部肌肉瘫痪，扬眉时患侧额纹（抬头纹）消失，闭目无力，口角下垂并笑时歪向健侧，鼓腮口角漏气，鼻唇沟变浅，面部肌肉松弛。中枢性面瘫只造成对侧下半面部表情肌瘫痪。

中医所理解的面瘫正如《诸病源候论》所云："偏风，口喎是体虚受风，风入于夹之筋也，是阳明之筋，上夹于口，其筋偏虚，而风因乘之，使其经筋偏急不调，故令口僻也。"本节所论述的面瘫是现代医学所认为的由病毒引起的一种周围性面瘫，即病毒性面瘫。病毒性面瘫与古人所论述的面瘫完全不同，一般表现为耳后完骨（耳后颞骨乳突部）处先出现疼痛异常，然后一至数天后发生面瘫，还有的是面部或耳朵里发生带状疱疹，绝大部分都会引发面瘫。这种面瘫不同于由风寒引发的普通的周围性面瘫，其治疗难度大，病程长，极易留下后遗症。还有一种面瘫也属于此类型，耳后完骨处遭受外力伤害造成的面瘫也属于周围性面瘫，正如《圣济总录》所说："耳后宛处不可伤，伤即令人口颊喎斜。"宛处指的是前面所说的完骨处。但是古人的这种认识具有局限性，"伤"仅指外力打击，是外伤，认为外力伤及此处才会造成面瘫。即便如此，也足见古代医家的智慧。外伤或病毒伤及耳后宛处造成的面瘫比风寒引起的面瘫治疗难度要大得多，疗程也要长得多，针灸介入治疗越晚，治疗难度越大。

一般风寒引起的周围性面瘫采用的基础套穴是大扶正，再配以地仓透颊车、迎香（包括健侧迎香）、人中、颧髎、下关、四白、翳风、瞳子髎、风池等穴。病毒引起的周围性面瘫的基础针方则是降压套穴，与治疗中风后遗症的针方相同，说明治疗病毒性面瘫要按脑病引起的中枢性面瘫来治，不能以风寒侵袭论病机。面部诸穴与风寒引起的面瘫针方基本相同，只是需要火后毫或者直接毫火，尤其耳后完骨处一定要用火针密刺，然后施用毫针，这点非常重要。在治疗过程中，患者眼、口必须同步恢复，医者认真观察，一旦发现口比眼恢复得快（一般均为眼恢复得快），一定要停用地仓透颊车，改为地仓。发病初期，耳后完骨处疼痛会持续一段时间，所以此处每次治疗均需火针密刺然后毫针针刺，直至疼痛完全消失，再改为只扎毫针（3～5针即可）。

还有一种针法可用于治疗病毒性面瘫。对于一些严重的病情（如带状疱疹后遗症），可以先施毫针火针，然后再扎毫针，这种针法疼痛轻微，对皮肤的损伤也小，更适用于女性患者。治疗时毫针火针与毫针要交替进行，使面部肌肤得以修复。无论何病，针刺面部，针刺手法一定要轻、稳、准、柔。由于面瘫已使面部肌肉组织损伤，如施针时手法重，将对面肌造成二次伤害。一定要明确，病毒性面瘫不是风寒邪气侵袭而成，要将其当作脑病引起的中枢性面瘫来治疗，火针的介入必不可少，否则，无法治愈此病。

病毒性面瘫治疗难度大，极易留下后遗症，针灸介入的时间越晚，治愈越难。初诊时应与患者沟通，说明此证的治疗难度，做好长期治疗的思想准备，同时将预后与患者交代清楚。

二、病案举隅

【病案一】

患者，男，45岁。3个月前左耳道内出现疱疹，被诊为“带状疱疹”。而后5天发生左侧面瘫。先后经西医药物，中医药物、针灸调治3个月，无明显效果，前来求治。

治以疏经通络，祛㖞除僻。针方：降压套穴，面部诸穴（头维、阳白、攒竹、鱼腰、丝竹空、瞳子髎、四白、颧髎、下关、迎香、人中、翳风、风池）火后毫或直接毫火，地仓透颊车，耳后完骨火针密刺。治疗此证针刺手法一定要轻，火针不必烧红，采用一、二、三秒进针法的进针速度。治疗3次，患者症状基本没有变化；治疗5次后症状才开始慢慢缓解；治疗10次后各种症状变化明显；治疗1个月后歪嘴已趋正，眼可以缓慢闭合，症状获得明显改善。火针发挥疏通经络，散邪除痹，激活经气的功效，对患者恢复面肌功能起到重要作用。治疗2个月后，患者除嘴角略歪外，其他均已恢复正常，继续治疗。

【病案二】

患者，女，60岁。3天前出现右侧耳后异常疼痛，就诊当日出现右侧面瘫，耳后依然疼痛。经辨证确诊为病毒性面瘫。

治以疏经通络，除痹散邪，祛㖞除僻。针方：降压套穴，面部诸穴（头维、阳白、攒竹、丝竹空、瞳子髎、下关、四白、迎香、人中、颧髎、翳风、风池）火后毫或毫针火针后毫针，火针密刺耳后痛点，地仓透颊车。治疗3次后，患者病情基本没有变化，耳后仍然疼痛。自第4次治疗起症状开始明显好转，耳后疼痛逐渐消失，口、眼功能趋于正常。在之后的治疗中出现口症状恢复得快、眼恢复得慢的状况，遂停用地仓透颊车改为地仓，其他针方不变，继续治疗10次后患者彻底痊愈。此证的病点在耳后，即耳后是病的起源之地，火针密刺此处，发挥其消炎镇痛功效，在治疗中起到关键作用。

【病案三】

患者，女，34岁。突发左侧耳后疼痛异常1天，前来求治。

治以疏经通络，活血化瘀。针方：耳后痛点火针烧红密刺后毫针。治疗1次，患者疼痛明显减轻。继续治疗1次，患者疼痛消失。巩固治疗1次，患者彻底痊愈。火针有疏经通络、活血化瘀及消炎止痛的功效，故其可将病邪扼杀在初始阶段。此病案的治愈归功于火针的强大功效，更重要的一点就是针灸介入的及时性，这是避免口眼㖞斜发生的关键所在。

第三节 面肌痉挛

一、概述

面肌痉挛又称面肌抽搐，表现为一侧面部肌肉不自主抽搐。抽搐呈阵发性且不规律，程度不等，可因疲倦、精神紧张及自主运动等而加重，亦常因寒凉刺激而加剧。本病起病多始于眼轮匝肌，逐渐扩散到一侧面部、眼睑和口角。本病多见于中老年女性，绝大多数患者有情志受伤史或受寒史。面肌痉挛属于中医学的“面风”“瘛疭”“内风”“筋惕”范畴。古人认为面肌痉挛的病因病机为内风，《素问·至真要大论》云：“诸风掉眩，皆属于肝。”《灵枢·经脉》指出：“肝足厥阴之脉，起于大指丛毛之际……挟胃属肝络胆……连目系，上出额，与督脉会于巅。其支者，从目系下颊里，环唇内。”其实面部有多条经络循行，并非只是肝经，治疗此证必须多条经络综合考量。

中医认为，寒邪侵袭是面肌痉挛关键的病因，《灵枢·经筋》云：“经筋之病，寒则反折筋急。”肝气郁结，情志失和，外感风寒之邪是此病的主要病机。治以疏肝健脾，理气温经，散寒止痉。基础针方：大扶正，面部诸穴火后毫或直接毫火，火针点刺耳后完骨处后毫针密刺。针方中大扶正疏肝健脾，理气养血，扶助后天之本，使气血生化有源，提升人体正气，温阳和中。面部诸穴（主要是瞳子髎、丝竹空、颧髎、四白、下关、迎香、地仓、攒竹等）火后毫或直接毫火，以火针的温热之功疏通面部经脉，调和气血，活血化瘀，止痉除挛。火针的效果显著，但是女性患者易对面部留下的火针针眼痕迹心存忌惮，故可以改成毫针火针，因针细（直径为 0.25 mm），几乎不留痕迹，即便有也很快就会消失。施毫针火针后再扎毫针，将针灸痛苦降至最低。

面肌痉挛属疑难杂症，治疗以火针疗效最为显著，若没有火针介入则疗效缓慢且极易复发，难以根治。

二、病案举隅

【病案一】

患者，男，52 岁。左侧眼角抽动与眼睑痉挛半个月余，近 1 周加重，发展至嘴角与眼一起抽动。西医确诊为“面肌痉挛”，中西医药物治疗疗效甚微，伴明显情绪波动，前来求治。

治以疏肝理气，祛瞤除颤。针方：大扶正，面部诸穴（头维、阳白、攒竹、鱼腰、丝竹空、瞳子髎、四白、颧髎、下关、地仓等）火后毫。一诊治疗患者症状无明显变化，第二诊将火后毫改为面部诸穴直接毫火，针后患者症状发生变化，痉挛持续时间变短，间隔变长。效不更方，继续治疗5次后症状明显缓解。后将面部诸穴直接毫火改为毫针火针后毫针，治疗10次后症状全部消失，又巩固5次治疗后，患者结束治疗。火针的热功效可以疏经通络、祛风除滞，在治疗中非常重要。

【病案二】

患者，女，55岁。面肌痉挛10年，表现为右侧眼角不停抖动，时而嘴角上牵，时而眼角、嘴角拘挛一起抽动，每逢受风、受寒、情绪波动症状加剧，痛苦异常。中西医治疗无明显疗效。

治以疏肝理气，祛瞤除颤。针方：大扶正，面部右侧诸穴（头维、阳白、攒竹、鱼腰、丝竹空、瞳子髎、四白、颧髎、下关、迎香、地仓等）火后毫。一诊后，患者诸多症状得到不同程度缓解。接受5次治疗以后症状大为减轻，偶尔出现抽动停止，患者自觉明显轻松。治疗10次后症状基本消失，偶尔有短时间的抽动，患者极为满意，继续治疗。火后毫可以温经散寒、活血化瘀，在治疗中起着至关重要的作用。

【病案三】

患者，男，70岁。左侧面肌痉挛半年余，起初仅下眼睑轻微颤动，未予重视，随后病情发展越来越严重，冷空气刺激、情绪波动均可使症状加重。经中西医治疗未见明显效果，来我处求治。

治以疏经通络，祛瞤除颤。针方：降压套穴（患者患高血压），左侧头部诸穴（头维、阳白、攒竹、鱼腰、丝竹空、瞳子髎，四白、颧髎、下关、迎香、地仓等）火后毫。治疗5次，症状稍有缓解，遂将眼周穴火后毫改为直接毫火，继续治疗5次后症状明显改善。继续治疗1个月，症状全部消失，患者满意，结束治疗。火针的疏经通络的功效在治疗中的作用非常关键。

第四节 贫　　血

一、概述

现代医学认为，贫血是人体外周血红细胞容量减少，低于正常值下限，不能输送足够的氧至组织而产生的综合征。现代医学将贫血分为大细胞性贫血、正常细胞性贫血和小细胞性贫血三类。在临床上常见的有营养不良性贫血、缺铁性贫血、溶血性贫血、再生障碍性贫血。

中医将贫血归为虚证，属于“血虚”“虚劳”“黄胖病”范畴。贫血的临床表现主要为眩晕、萎靡、失眠、多梦、耳鸣、记忆力减退、倦怠、手足发麻、女性月经量少，常伴有畏寒、肢冷、面色无华、舌淡苔白、脉沉细等症状和体征。此证多由于先天不足、脾胃虚弱而后天失养，致身体素质不佳，抵御外邪能力差。当运动量过大或过猛时会头晕目眩，甚至眼前发黑。根据贫血的症状，中医认为其是气血双虚之证，气虚和血虚也是阳虚之证。中医认为造成此证的主要原因：①先天禀赋不足，素体虚弱，形气不充，脏腑不荣。②房事过度，恣情纵欲，耗损真阴；劳倦过度，过度思虑，劳伤心神；饮食不节或营养不良；大病、久病之后造成脾胃虚弱，后天失养，气血生化无力，导致身体亏虚。③女性严重崩漏。④严重外伤失血。人体气血相互依赖，气虚者血亦虚，血虚者则气不足，所以中医认为贫血是气血双虚之证，也属于阳虚之证，主要为脾阳虚和肾阳虚。温通法是治疗此证的有效方法，灸法亦不可或缺。

贫血的中医治疗原则正如《素问·三部九候论》所说：“虚者补之，寒者热之。”基础针方：大扶正，内关透郄门，血海，隐白，肾8（灸），火点督。针方中大扶正疏肝、健脾、理气、养血，扶助后天之本，使气血生化有源，荣养全身，调整脏腑功能，提升人体正气。血海和隐白都是足太阴脾经的穴位。《经穴解》中描述血海穴："脾生血，此穴离而上，血渐生旺，而腹中饮食所生之血，亦能于此所上下，血生于此地。故曰血海。"由此可见，人体生血、养血、行血均与血海穴密切相关。隐白穴，为井穴，出自《灵枢·本输》，别名"鬼眼"，功于益气摄血，主治脾不统血，古人常将隐白穴用于治疗各种出血症状，如便血、鼻衄、崩漏等。隐白穴经过贺普仁先生挖掘整理，并在《一针一得治百病》中推出，其在三通法临床应用中专以治疗各种出血病证。对于贫血患者而言，治疗时扶助正气、生血、养血非常重要，但是统血、摄血也很重要，不能顾此失彼。火点督的使用借鉴的是西医的骨髓造血理论，借西医之长补中医之短。

针方中脐 4 加上灸法是至关重要的。脐 4 位于中焦，为脾胃之府地，可加强脾胃功能，作用直接，尤其是具有促进脾阳和脾生血的功能，是从源头治疗。艾灸的温热功效可激发经气，振奋、提升人体阳气，这是温阳补虚的方法，是升脾阳的治法，恰恰适用于贫血之证。气虚、血虚、阳虚是贫血的总病机，只有温阳补虚才能治疗此证。针方中肾 8（灸）也是温阳补虚的治法，以艾灸温热的功效温阳益肾，培补先天之精，提升人体正气，温补肾阳。正气足，血才能旺。

针方中火点督也是激发人体阳气的治法。督脉为阳气之海，统全身阳经，络全身阴经。火点督可最大限度地激发人体阳气和经气，通脑生髓，髓生血气才生，髓充气血才旺，这也符合现代医学的理论，是中西医结合的典型。借鉴西医的理论，用中医的方法治疗。

诸穴相伍，整体出发，综合治疗。此证只需扶正，不必祛邪，正气足，邪自退。

二、病案举隅

【病案一】

患者，女，48 岁。半年前出现全身无力，疲乏，倦怠，蹲下后站立时眼前发黑，时而头晕，无法做剧烈运动或从事重体力劳动。西医检查确诊为“贫血”。初诊：面色无华，舌淡，脉沉细。

治以疏肝健脾，理气养血，温阳补虚。针方：大扶正，内关透郄门，血海，火点督，隐白，肾8（灸）。治疗1个月后，患者面色渐红润，自觉气力有所恢复；继续治疗3个月，症状明显好转；巩固治疗2个月，贫血指标已有改善。火点督的介入符合西医的骨髓造血理论。治疗此证首先要排除肾功能异常引起的贫血，先天、后天同时调补，升脾阳，补肾阳，调气血，只需扶正，不需祛邪。

【病案二】

患者，女，42岁。3年来崩漏，月经周期15～20天。近半年，除月经周期长之外，月经量越来越大，患者担心贫血，主动增加营养，多食用高蛋白、高营养食品。近1周经常出现头晕、眼前发黑，伴乏力，困倦，精神萎靡，经西医检查确诊为“贫血”，前来求治。

治以健脾理气，养血扶正。针方：18好，隐白，内关透郄门，血海，火点督，肾8（灸）。治疗3次后患者月经量减少，淋漓状。继续治疗5次后，患者月经量明显减少，头晕、乏力、困倦症状减轻。18好是调整冲任、温暖胞宫的套穴，加上隐白、血海以增强脾的统血功能，所以奏效。继续治疗10次，患者崩漏停止，面色转红，精神饱满。又继续治疗10次，时逢患者经期，7天结束，月经恢复正常，症状基本消失。巩固治疗1个月，患者月经正常，贫血指标正常。加强脾脏的统血功能是治疗崩漏所致贫血的基础；不失血、再养血是其治疗的关键。艾灸的温热功效可以升脾阳，使气血生化有源；补肾阳提升人体正气，气足血才旺。

【病案三】

患者，女，46岁。半年前因外伤造成大出血，伤愈后一直全身乏力，倦怠，不能从事体力劳动和锻炼，经西医检查确诊为“贫血”。

治以理气养血，温阳益精。针方：大扶正，内关透郄门，血海，火点督，隐白，肾8（灸）。治疗5次后患者自觉症状逐渐改善，继续治疗1个月，所有症状均减轻。又继续治疗1个月，全身乏力、倦怠症状消失，气力恢复，情绪也相应好转。巩固治疗10次后结束治疗。火点督激发骨髓，符合西医的骨髓造血理论。脐4（灸）温补脾阳，肾8（灸）滋补肾阳，使正气得以提升，气血生化有源，正气盛，血才能旺。

第五节　低　血　压

一、概述

如果血压低于90/60 mmHg，出现头晕、头痛、胸闷、乏力、憋气等症状，就属于低血压。有些人先天血压偏低，但没有症状，即使血压在90/60 mmHg以下也无须干预。如果出现以上症状就必须接受治疗。此病女性多于男性，多发生于中老年女性，也有个别年轻女性患有此病。即便某些低血压患者没有症状，也不适合从事重体力劳动和剧烈运动。现代医学理论中贫血与低血压不是一种病，尽管症状上有许多相同点，但发病机制不同。如果从中医角度来看，二者均是气血双虚之证，均是阳虚之证。

低血压属于中医“眩晕”“虚劳”范畴。中医认为此证从脉象（患者脉象均沉细）上看，属于气血双虚之证，但主要是气虚，其次才是血虚。患者动作过急、过猛时易出现头晕，蹲下、站起亦会头晕，甚至眼前发黑或“眼冒金星”；其血压一旦达到正常值，就会出现高血压的症状。《灵枢·海论》云：“脑为髓之海，其输上在于其盖，下在风府……髓海有余，则轻劲多力，自过其度；髓海不足，则脑转耳鸣，胫酸眩冒，目无所见，懈怠安卧。”文中所述症状就是低血压的症状。临床上，本病以先天者居多，也有可能出现于大病、久病之后，尤其是心血管疾病之后。先天性低血压人群一般没有自觉症状，但不耐疲劳，不能做过于剧烈的大运动量运动，不能从事重体力劳动，其脉沉细，舌质较淡。此外，患者明显表现为身体虚弱，面色无华，形寒肢冷，畏风，畏寒。中医认为此证属于虚证，阳虚之证。

《景岳全书》提出“无虚不作眩”的理论，所以治疗低血压以治虚为主，以升阳为主，升脾肾之阳。本病多由气虚、血虚、阳虚所致。中医将此证分为心阳不振证、心肾阳虚证、阳气虚脱证，不同的病因病机引发不同的证候。“虚则补之”是治疗低血压的原则，以补为主，以升阳为主，以扶正为主，不必祛邪，正足邪自退。

基础针方：大扶正，内关透郄门，血海，肾 8（灸），隐白。针方中大扶正疏肝健脾，理气养血，温阳而扶正，使气血生化有源，扶助后天之本，提升人体正气，以及提高人体的抗病能力，提振人体的生命力。针方中脐 4 本身具有温阳补虚、健脾和中之功效，加上有温热功效的艾灸，可激发经气，提升阳气，温经而通络，养血而益气，提升脾阳以达四肢及周身，御寒能力加强，使之气足血旺，扶助正气，提振元阳。治疗此证只扶正，不必祛邪。

心主血脉，为君主之官，凡是与血有关的病证都与心有关，因此，心的盛衰直接影响气血和五脏六腑之功能。人体凡是与血有关的病证均有血海穴的参与，脾胃所产生的水谷精微之血，自血海转输全身又引血归经。肾 8（灸）补益先天之本，益肾填精，提升人体正气，补益人体阳气。灸法温阳补虚的功效突出，对治疗低血压不可或缺。温阳补虚是治疗此证的原则，也是重要方法和手段。有些先天性低血压患者，由于机体已适应这种血压，基本没有自觉症状，如果强行恢复至正常血压水平，反而会出现高血压的症状。所以，治疗低血压应只针对症状，不必追求血压值达到正常，这也符合中医“治病就是治症状”的理念。

有些低血压患者还会伴有其他临床症状，需要根据病情对针方进行加减。例如失眠，要加内关透郄门、神门以安神定志；便秘，加上巨虚、下巨虚以通利下焦；尿频，加复溜穴。在女性低血压患者中存在一种特殊情况，即适龄女性经期月经量大或行经期长（低血压女性一般经量少），低血压患者本就气血双虚，若月经量大，对于低血压患者而言无异于雪上加霜，对人体极为不利。遇此情况一定要针对性进行治疗，将原针方中大扶正改为18好，加隐白穴，调控月经量，以免虚上加虚。

总之，低血压属于虚证、寒证，按照古人“虚者补之，寒者热之”的原则，治疗低血压应培补先天，扶助后天，温阳补虚，以扶正为主，提升人体正气，正气足，邪自退。

二、病案举隅

【病案一】

患者，女，35岁。自幼血压偏低，平素血压约为90/60 mmHg，无自觉症状。最近感到乏力、倦怠、情绪低落，头晕目眩，尤其在蹲下起立时容易眩晕、“眼冒金星”，测血压为70/50 mmHg，前来我处治疗。

治以疏肝健脾，理气养血，温阳补虚，气血双调。针方：大扶正，肾8（灸），血海，隐白，内关透郄门。针治5次后症状有所缓解，血压无变化。继续治疗10次后症状明显改善，血压80/50 mmHg。治疗1个月后所有症状均消失，血压恢复至90/60 mmHg，遂结束治疗。针方中诸穴相伍配合艾灸升脾阳，补肾阳，激发经气、阳气，提升人体正气，温阳补虚，使气血生化有源，气足血则旺，症状自然消失，达到治疗目的。

【病案二】

患者，女，32岁。平素血压偏低，测血压为90/60 mmHg。最近3个月月经量偏大，经期后乏力、倦怠、嗜睡，1周后方逐渐缓解。第二个月又是如此反复，经中西医药物治疗疗效不明显，前来求治。

治以疏肝理气，养血和中，温调冲任。针方：18好，内关透郄门，血海，隐白。于经前1周开始治疗，针治1周时患者来月经，经量明显减少，各种症状均有不同程度改善。继续治疗1个月，患者月经量恢复正常，所有症状均消失，血压为110/70 mmHg。继续巩固治疗1个月，结束治疗。气血双虚的女性忌月经量大，治疗此证既要养血，也要调血，更要摄血，扶正邪自去。

【病案三】

患者，女，34岁。自幼血压偏低，测血压为90/60 mmHg，无自觉症状。最近1个月余感到乏力、困倦，不能做任何剧烈活动，前来就诊。测量血压为80/50 mmHg。

治以益气养血，扶正填精。针方：大扶正，内关透郄门，血海，隐白，肾8（灸）。治疗10次后症状有所缓解。治疗1个月后症状均消失，血压恢复至90/60 mmHg，结束治疗。大扶正配合肾8（灸）既升脾阳，又补肾阳，疏肝健脾，理气养血，使气血生化有源，气足血才旺。

第六节　哮　　喘

一、概述

哮喘在中医临床上指的是两种病证，即哮病与喘证。哮病主要以突然发作、呼吸急促、喉间鸣鸣有声为临床特点；喘证主要表现为气喘、喘息，以气息迫急为主要临床特点。现代医学统称为“支气管哮喘”，定义为一种由多种细胞和细胞组分参与的慢性气道炎症，此种炎症常伴随气道高反应性和广泛多变的可逆性气流受限，导致反复发作的喘息、气急、胸闷和咳嗽等症状，多在夜间或凌晨发作，可以通过治疗而逆转。中医虽然将哮喘分为哮病与喘证，但由于哮必兼喘，二者有密不可分的联系，常合而发之，相互影响，相互转化，无法孤立成病，所以临床上统称哮喘，对哮病和喘证的治疗也是同步进行。

《医学正传》云："大抵哮以声响名，喘以气息言。夫喘促喉中如水鸡声者，谓之哮；气促而连属不能以息者，谓之喘。"古人认为哮喘的主要病因病机就是痰伏于内，肺失宣降，肺气上逆，六淫外感，七情所伤，饮食不节，肝肾亏虚等。临床主要表现为咳嗽、气喘、胸闷、喘促短气、咳痰稀薄。久治不愈或病情严重者不能平卧，只能端坐，呼吸困难，鼻翼扇动，张口抬肩等，遇到寒冷或气候骤然变化则病情加重。哮喘亦可累及心脏，按照现代医学的理论，支气管哮喘长期反复发作可引起肺组织结构和（或）功能异常，导致肺血管阻力增加，肺动脉压力增高，继而右心室结构和（或）功能改变，这就是西医所说的"肺源性心脏病"，借助此理念有助于我们认识和治疗哮喘之证。

中医认为哮喘的发生主要由于脏腑功能失调，以致津液凝聚成痰，伏藏于肺，成为哮喘发病潜在的"夙根"。《病因脉治·哮病》云："哮病之因，痰饮留伏，结成窠臼，潜伏于内，偶有七情之犯，饮食之伤，或外有时令之风寒束其肌表，则哮喘之症作矣。"《景岳全书·喘促》指出："喘有夙根，遇寒即发，或遇劳即发者，亦名哮喘。"喘的夙根是痰，哮喘的发作皆由痰引起，每因外邪侵袭、饮食不当、情志刺激等诱因引动而发作。《证治汇补·哮病》曰："哮即痰喘之久而常发者，因内有壅塞之气，外有非时之感，膈有胶固之痰，三者相合，闭拒气道，搏击有声，发为哮病。"古人对哮喘病因病机的分析非常清晰明了，明确指出痰是哮喘的根本原因，这就为治疗此证指出明确的方向。中医将哮喘分为实喘与虚喘两大类。实喘又分为风寒壅肺证、表寒肺热证、痰热郁肺证、痰浊阻肺证、肺气郁痹证；虚喘又分为肺气虚耗证、肾虚不纳证、正虚喘脱证。病因病机不同，引发的证候则不同。

治疗此证必须宣肺平喘，润燥降逆，祛痰除湿，养心益肾，扶正祛邪。基础针方：咳喘 10 火后毫或直接毫火，肾 8（根据具体病情决定灸与不灸），小扶正，内关透郄门，中脘，膻中，中府，云门，丰隆，鼻5。治疗哮喘必须着重提出咳喘10，这组穴位是专门治疗呼吸系统疾病的套穴。经过大量临床实践证明，咳喘10针对感冒、咳嗽、发热有“针到病除”之功，效果立竿见影，是治疗呼吸系统病变的首选套穴。使用咳喘10解表时，一般都是采用快针点刺的“半刺”法；而治疗哮喘时则需要留针，采用火后毫或直接毫火（根据病情决定），实践证明这也是治疗哮喘最有效的方法。治疗时毫火的使用要特别小心谨慎，轻、稳、柔进针，特殊部位深度不能超过0.5寸，以确保安全。若技术不娴熟，使用火后毫则相对更安全一些。火针以其温热和消炎之功效宣通肺气，增强卫气，祛除炎症，化解肺中之痰，即祛除“夙根”，提高抵御外邪之能力，助肺以促宣降。肾8可补益先天、扶助正气，增强肾脏的纳气功能，提高呼吸质量，以解气喘，助肺呼吸通畅。根据患者病情来决定肾8灸与不灸，如果是阳虚病证，一定要加上灸法，如果是阴虚病证，则要免灸。小扶正可疏肝、健脾、理气，扶助后天之本，使气血生化有源。中脘穴为胃之募穴，乃胃气所结之地，健脾要穴。五行学说中脾与肺为母子关系，脾土生肺金，“培土生金”“虚则补其母”也是古人的治疗原则。中焦乃肺经发生、发展之地，古人言“脾胃为生痰之源，肺为储痰之器”，人体的痰大多由脾胃而生，针刺中脘穴也是从源头治疗痰涎壅盛的问题，同时亦是在调和气血。膻中穴功于气喘、心悸、胸闷、气短，这些都是哮喘的典型症状，如果胸闷、憋胀症状严重，可以火针点刺膻中至天突。中府、云门均为肺经之穴，与膻中穴相配伍可以宣肺、平喘、祛痰，是治疗呼吸系统病变的有效组合，同时具有治疗和引经的双重作用。丰隆穴属足阳明胃经，功于治疗咳嗽、痰多、痰饮等，治疗痰喘有独到之处，也是治疗哮喘不可或缺的穴位。鼻5的主要功效就是疏通鼻道，抵御外邪入侵。有些过敏性哮喘，过敏原就是经口鼻而入的，所以鼻5在治疗中具有重要的作用，可以提高鼻道抵御外邪入侵的能力，保护人体的门户。对严重过敏性哮喘可以采用鼻5火后毫或直接毫火。哮喘有寒热之分，需要根据病情选择套穴，对症治疗。热证一般以小扶正或降压套穴为基础针方；寒证可采用大扶正为基础针方，且肾 8 要加上灸法。

哮喘属于慢性病、疑难病。中医历来就有“外科不治癣，内科不治喘”之说，说明哮喘难以根治的特点。哮喘病一般病史较长，而且患者多为体虚之人，故扶正治疗至关重要，所有的祛邪治疗均要在扶正的基础上进行，此证需要长期治疗，欲速则不达。

二、病案举隅

【病案一】

患者，女，33 岁。咳嗽、胸闷、气喘 1 年余，加重 3 个月。1 年前因感冒服解热药后大汗淋漓，体温时高时低，后经输液后热退，遗留咳嗽，闻异味或吃发物加重，自汗，怕冷，怕风，夏季不敢在空调房久留。支气管舒张试验阳性，西医诊断为“咳嗽变异性哮喘”。中西医药物治疗未见好转，来我处治疗。初诊：面色萎黄，舌淡，苔白腻，脉细无力。中医诊断为哮喘，肺脾两虚，痰湿壅肺型。

治以宣肺平喘，扶正祛邪。针方：咳喘 10 火后毫，小扶正，丰隆，中脘，膻中，内关透郄门，鼻 5 火后毫。治疗 3 次后患者咳嗽频率减少，自汗尚在。毫火咳喘 10，以宣肺、降逆、祛痰、消炎、平喘，毫火的温热功效直接作用于病位（肺脏），治疗效果立竿见影。五诊后患者咳嗽基本停止，遇风寒咽喉痒，偶咳。针方加颈 6，八诊后患者症状明显好转。针方减鼻 5，加肾 8（灸），继续治疗 5 次后患者痊愈。1 年后随访未复发。

【病案二】

患者，男，42 岁。患过敏性哮喘 5 年，每年春夏交替季节复发，发作时胸憋闷，呼吸困难，抬肩呼吸，气喘以晚间为重，痰多，伴自汗、畏寒。近 1 周上述症状加重，前来就治。初诊：面色白，舌淡苔白，脉滑。

治以宣肺平喘，益气养心。针方：咳喘10火后毫，肾8（灸），小扶正，内关透郄门，膻中，丰隆，中脘，中府，云门，鼻5。初诊治疗后患者症状无变化；治疗5次后畏寒、自汗减轻，晚间痰渐少；治疗10次后所有症状均好转，胸闷、憋气症状大有改观，自汗改善，夜间已无痰。继续治疗1个月后患者所有症状均消失，呼吸自如，畏寒、自汗消失，继续巩固治疗中。火针的消炎祛邪功效对于呼吸系统炎症的治疗效果显著，肾8（灸）在治疗中可温阳益肾，调节肾之纳气功能，作用明显。

【病案三】

患儿，女，7岁。患感冒后持续咳嗽、气促，有痰咳不出，加重3天，前来就诊。

治以宣肺平喘。针方：咳喘10、肾俞、迎香，均快针点刺。初诊治疗后症状减轻；三诊后症状消失；巩固治疗2次后咳嗽症状消失，呼吸顺畅，结束治疗。半刺法治疗少儿呼吸系统病变立竿见影且疗效突出，但注意少儿免灸。

第七节 痹　证

一、概述

痹证是由于风、寒、湿、热等邪气侵入人体，闭阻经络，使气血运行不畅，引起肢体、筋骨、肌肉发生疼痛、重着、酸楚、麻木，或者导致关节屈伸不利、僵直、肿大、畸形等症状的一类疾病。

“痹”是阻闭不通的意思，痹证的病名最早见于《黄帝内经》。《素问·痹论》中有“所谓痹者，各以其时重感于风寒湿之气也”“风寒湿三气杂至，合而为痹”的论述。中医认为，体虚是痹证发生的基础，主要是阳虚。《济生方·痹》曰：“皆因体虚，腠理空疏，受风寒湿气而成痹也。”古人对痹证的证候类型也有论述，《素问·痹论》指出：“风气胜者为行痹，寒气胜者为痛痹，湿气胜者为着痹也。”此外，《黄帝内经》认为痹证的产生与饮食和生活、工作环境密切相关，所谓：“食饮居处，为其病本也。”

痹证相当于现代医学的风湿病、骨性关节病，属于比较难治的疑难杂症。这其中最为难治的当属类风湿关节炎，痛苦大，病程长，甚至终身不愈，无论对于西医还是三通法来说，均属于很难医治的顽症。痹证的发生主要由于人体正气不足，感受风、寒、湿、热邪所致。中医认为，邪气流连于筋骨，疼痛难已，病深日久，荣卫之行涩，皮肤不营，则麻木不仁；病邪深入，内传于五脏六腑，则导致脏腑之痹。痹证外邪之中以风邪为主，常夹杂他邪伤人，如风寒、风湿、风热或风、湿、热等多邪杂感。身体素虚，腠理空虚，卫外不固，劳役过度，大病、久病之后等是引起痹证的内在因素。外因是条件，内因是根本。总之，风、寒、湿痹证属于虚证，关键是脾肾阳虚，阳虚是痹证最根本的内在原因。疾病本身有外邪侵袭，阳虚又会滋生内寒，犹如“雪上加霜”，而产生恶性循环，加重病情，增加治愈难度。

痹证的临床表现，根据病性不同而不同。行痹（风痹）多表现为游走性疼痛，痛无定处，时见恶风发热，舌淡苔白，脉浮；痛痹（寒痹）多表现为疼痛较剧，痛有定处，遇寒痛甚，得热痛减，局部无红肿热胀，苔薄白，脉紧；着痹（湿痹）多表现为肢体关节酸痛，重着不移，或肿胀，肌肤麻木不仁，阴雨天发作或加重，苔白腻，脉濡缓；热痹一般表现为关节疼痛，局部灼热红肿，痛不可触，关节活动不利，可累及多个关节，伴有发热恶风，口渴烦闷，苔黄燥，脉滑数。风、寒、湿、热这四种病邪一般都夹杂而来，单独出现的情况极少。类风湿关节炎久治不愈，随着病程的迁延，会发生严重的关节变形（先从指、趾小关节开始），严重影响生活质量，严重者甚至丧失生活自理能力。

风、寒、湿痹证是虚证，是阳虚之证，所以治疗风、寒、湿痹证就是要以温阳为主，补虚为主。

治疗风、寒、湿痹证以扶正祛邪为根本，以温阳补虚为主，旨在温补脾阳、肾阳，理气养血，先天之精、后天之本同时调补，全局考虑，整体出发。基础针方：大扶正，肾8(灸)。根据症状可针刺膝5、三阳、肩4、八邪、八风、解溪、丘墟等。根据体质、年龄、病程、临床表现而灵活变化。在临床应用三通法治疗风、寒、湿痹证时，须将微通法、温通法两法并用，治疗的关键是火针与艾灸。尤其是类风湿关节炎，唯火针不可治。

针方中大扶正疏肝健脾、理气养血，扶正后天之本，使气血生化有源，提升人体正气。脐4（灸）在治疗中起着关键的作用。脐4套穴由中脘、天枢（两侧）、气海组成，涉及两条经络，即足阳明胃经、任脉，均与气血有关，四穴组合调气养血，升发阳气，主要是温补脾阳，加上灸法，功效可显著增强。在扶助正气、补益气血的基础上加上脐4（灸），温阳通络，温阳散寒，温阳祛湿，温阳补虚，调气和中，振奋经气，激发阳气，对于治疗痹证针对性更强，实践证实行之有效。根据中医“脾主四肢肌肉”的理论，大扶正本身具有疏肝健脾的功效，脾强则荣养四肢肌肉，再加上灸法，事半功倍。具体到症状，膝关节病变可以加膝5，腕关节病变可加三阳，肩关节病变可加肩4，踝关节病变可加解溪、照海、丘墟，指、趾关节病变可加八邪、八风，这些穴位可以火后毫，也可以直接毫火，这就是针灸临床的加减变化。

肾8（灸）的采用主要是根据中医“肾主骨”的理论，温肾益阳，升发经气，升发阳气，扶助先天之精，温补肾阳，益肾气以壮骨，从根本上调整人体的阳虚状态，从整体角度出发，扶助人体正气以祛邪。脐4(灸)与肾8(灸)前后呼应，同时调升脾阳与肾阳，达到升阳祛风、祛寒、祛湿的目的。灸法在治疗痹证中起着关键作用。

痹证的治疗以温通法为主，火针和毫火的介入是必不可少的。对于发病部位，火针与毫火可以活血化瘀、温经通络。对于瘀滞肿胀部位，毫火的作用更加突出，尤其是针对类风湿关节炎的治疗。对于变形的指、趾关节，毫火更具针对性，具有普通毫针所达不到的效果。很多痹证患者表现为关节疼痛、肿胀，火针的使用对此症状的缓解和恢复作用非常明显。在治疗中，火针应是烧红进针，但是进针动作不宜过重、过猛，要柔和进针，匀速进针与出针，不疾不徐，避免损伤机体，这也关系到治疗的效果。治疗痹证时，火针作用于受累关节一般都是刺入关节缝隙，因而对火针温度、刺入的深度和力度都有严格要求，医者动作必须熟练、流畅、不疾不徐，要做到稳、准、柔。

痹证中比较严重的当属类风湿关节炎，患者指、趾关节一般会严重变形，针对这种情况，最有效的治疗手段就是毫火。对于变形严重的部位可以毫火密刺，刺入的深度很关键，一定要扎到变形关节的骨膜，不必担心伤及骨骼。这就要求医者增强毫火进针的力度，技术娴熟，进针果断，一气呵成。如果全身变形关节较多，可以分批次施治，每次治疗针对一部分病灶，以免单次治疗针数太多而使患者难以承受，也可以将毫火与火后毫、毫针交替使用。毫火在治疗中的作用无法替代，单靠使用毫针无法达到治疗目的。

痹证是严重影响生活质量的疾病，病程长，难治愈，需要长期治疗。整体治疗与综合治疗兼顾，微通法与温通法并用，扶正与祛邪并重，认真辨证，认真配穴，认真施治，根据临床变化适时调整针方、针法，争取患者的配合，持之以恒，让顽疾获得最大改善。

二、病案举隅

【病案一】

患者，女，68岁。患类风湿关节炎30年，指、趾关节严重变形，手指因无法攥握、不能张合而不能使用筷子；腕关节增大，不能弯曲；膝关节肿胀、僵硬，屈伸疼痛，无力，行走、下蹲困难；肩关节抬举受限。周身沉重，全身关节疼痛，天气变化时加剧。几乎失去生活自理能力，严重影响生活质量。经中西医药物治疗，疗效欠佳，前来求治。

治以先天、后天同时调补，疏肝健脾，理气养血，祛湿除痹，活血化瘀，温阳补虚。选择针方：大扶正，膝5火后毫，八邪、八风火后毫或直接毫火，肾8（灸），环中至昆仑火后毫，两髋关节及大腿两侧火针密刺，腕关节、踝关节、肩关节火针点刺。考虑患者年龄、体质、病程等因素，上述针方轮流交替使用，以免患者体虚难以承受。治疗1个月后，患者所有疼痛症状均有所缓解，手指关节可以较慢开合，火针的活血化瘀、疏经通络及祛湿除痹功效在治疗中起到突出作用。治疗2个月后，患者症状明显改善，可以使用筷子吃饭。每次治疗对八邪、八风均采用毫火，再加上指、趾关节缝处施以毫火，患者变形的趾、指关节逐渐恢复功能。艾灸的温脾阳、补肾阳作用激发了人体阳气，达到温经散寒、祛湿、除痹之功效。治疗3个月后，患者全身疼痛症状消失，可以行走、上下楼、使用筷子吃饭，生活基本自理，继续治疗中。

【病案二】

患者，女，46岁。右膝关节疼痛1个月余，加重1周。1个月前无明确诱因发生右膝酸痛，渐渐加重，疼痛不止，昼轻夜重，屈伸不利，行路尚可，上下楼梯及做其他膝关节弯曲动作时疼痛加重，与季节变化无关，浮髌试验阳性。西医诊断为“膝关节退行性病变”。中医初诊：舌苔薄白，脉弦，诊断为痹证。

治以温经通络，舒筋通脉，祛瘀除滞，益肾壮骨。针方：火针点刺膝关节髌骨外缘斜上方，大扶正，膝5，肾8（灸）。初诊，火针点刺髌骨外缘斜上方后，流出黄色积液约50 ml，待积液流净，毫针施刺膝5，大扶正，肾8（灸）。治疗后，患者膝关节疼痛明显缓解，关节肿胀明显减轻。只有火针才能将膝关节内的积液放出，火针的热功效和消炎止痛效果突出。第二诊，去掉火针点刺膝关节，毫针施刺大扶正，膝5，肾8（灸）。治疗3次后关节肿胀基本消失。第五诊，再次火针点刺膝关节，只排出少量积液，活动基本不受限。继续毫针施刺大扶止，膝5，肾8（灸），治疗5次后症状全部消失。艾灸与火针的温阳、补虚、祛邪功效在治疗中起着重要的作用，继续巩固治疗。

【病案三】

患者，男，52岁。双膝关节肿胀酸痛半年余，受天气变化影响明显，遇寒加重，纳呆，便溏，眠可，症状加重1周，前来就诊。初诊：面微黄无华，舌淡，苔白，脉滑。

治以温阳健脾，疏经通络。针方：大扶正，膝5火后毫，肾8（灸）。治疗3次后患者症状稍有改善。针方中膝5火后毫改成直接毫火。治疗5次后，患者症状有所好转；继续治疗至10次后，患者症状明显改善，食欲增长，大便正常，天气变化不再引发膝关节不适。巩固治疗5次，结束治疗。火针的温热、疏经通络及祛湿除痹功效在治疗中发挥重要作用。脐4（灸）温补脾阳、升发阳气、温养四肢及燥湿祛寒作用彰显。

第八节 痿　　证

一、概述

痿证是以肢体筋脉弛缓、软弱无力，不得随意运动，日久见肌肉萎缩或肢体瘫痪为特征的疾病。此证以下肢发病者居多。导致痿证的发病原因非常复杂，感受外邪、情志内伤、饮食不节、劳倦久病、外伤等均可致病。其病机是肺、胃、肝、肾等脏腑受损，肢体筋脉失养，如肺热伤津，津液不布，湿热浸淫，气血不运，脾胃亏虚，精微不输，肝肾亏损，髓枯筋痿。现代医学认为，多发性神经炎、周期性瘫痪及脊髓病变等也能引发此证。

痿是指机体痿弱不用。中医对痿证的认识很早就有，《黄帝内经》指出："脾气热则胃干而渴，肌肉不仁，发为肉痿。"《证治准绳·杂病》云："痿者，手足痿软而无力，百节缓纵而不收也。"古人对痿证的病因病机有比较系统而详细的论述，并根据病因影响脏腑的不同分为脉痿、骨痿、筋痿、皮痿、肉痿等五痿。《素问·痿论》云："阳明者，五脏六腑之海，主润宗筋，宗筋主束骨而利机关也。冲脉者，经脉之海也，主渗灌溪谷，与阳明合于宗筋，阴阳总宗筋之会，会于气街，而阳明为之长，皆属于带脉，而络于督脉。故阳明虚则宗筋纵，带脉不引，故足痿不用也。"中医论述的痿证在临床上相当于现代医学中的重症肌无力、肌营养不良、运动神经元疾病、多发性肌炎、皮肌炎、周期性瘫痪、多发性神经炎、脊髓空洞症等疾病，也包括颈椎、胸椎外伤造成的病变。

治以温经益肾，壮骨生髓，温经通络，激发督脉经气、阳气，扶正祛邪。基础针方：火点督后毫，肾 8（灸），环中至昆仑火后毫，大扶正。治疗中火点督是非常关键的操作，必须以火针强大的温阳功效，活血化瘀、疏经通络，以激发经气和阳气，振奋元阳，祛痿除痹，此证非温通法不可为。火点督的原则是"宁失其穴，不失其经"，一定要扎在督脉的正中线上，做到"针下有声，针后有晕"。火针后施以毫针。需要注意的是，每次扎火针都要错开上次的针眼，目的是使肌肤得以恢复。环中至昆仑火后毫可生肌祛痿、舒筋活血、化瘀通脉，正是体现古人"经脉所过，主治所及"的理念。治疗时环中穴一定要扎 3 寸毫火，因为普通火针的长度不足，达不到治疗的深度。病程较长、久治不愈的痿证患者会出现肌肉萎缩，凡萎缩的部位，要以火针密刺之。肾 8（灸）温阳益肾，扶助先天，补益先天之精，壮骨生髓，提升人体精、气、神，增强人体生命力。此证还须大扶正温阳补虚，疏肝健脾，理气养血，使气血生化有源，扶助后天之本，提升正气以荣养四肢。诸穴相伍可同时调补先天之精与后天之本。辨证施治重在温通，艾灸与火针作用突显强大的温热功效，可活血化瘀、疏经通络、祛痿生肌、温经散邪，极大地激发人体的阳气，振奋经气，调补人体气血，温阳而补虚。治疗此证彰显了温通法的强大功效。

二、病案举隅

【病案一】

患者，女，31 岁。1 年前因胸椎血管瘤压迫造成下肢痿软无力，行手术切除血管瘤后，症状未减，且造成下肢瘫痪，腰部以下无感觉，大小便失禁，不能坐，只能卧床，双下肢肌肉萎缩，完全丧失生活自理能力，遂来我处求治。

治以温阳通督，生髓祛痿，强筋壮骨。针方：火点督后毫，肾 8 火后毫加灸，环中至昆仑火后毫，大扶正火后毫，肌肉萎缩部位火针密刺。治疗 10 次后患者能抬起下肢 3 s。治疗 3 个月后患者能够坐轮椅。治疗 4 个月后患者可以拄拐杖慢步行走。坚持治疗 8 个月后，患者可以自由行走，萎缩的下肢肌肉已逐渐丰满，生活基本自理，继续治疗。火针的疏经通络、活血化瘀、强筋壮骨及温阳生髓的功效在治疗中起着至关重要的作用，是毫针无法替代的。

【病案二】

患者，女，50 岁。因患脊髓炎造成下肢截瘫 1 个月。双下肢痿软无力，不能站立，不能行走，小便失禁，失去生活自理能力，情绪低落，前来求治。

治以温阳通督，益肾生髓，强筋壮骨。针方：火点督，肾 8 火后毫加灸，椎 8 火后毫，环中至昆仑火后毫，肌肉萎缩部位火针密刺，大扶正。治疗 10 次后，左下肢能抬起约 20 cm，右下肢能抬起约 10 cm。治疗 20 次后左下肢能抬起约 50 cm，右下肢能抬起约 30 cm。治疗 2 个月后，扶助步器能够自己缓步行走。治疗 3 个月后，自扶楼梯栏杆可以缓步上楼，吃饭、如厕可以独立完成，生活基本自理，继续治疗中。

火针强大的疏经通络和活血化瘀功效在治疗中起到突出作用。

【病案三】

患者，女，54岁。主诉颈项不适2年，加重1个月，并伴手麻、下肢乏力5天。患者头晕，两肩酸重，步履欠稳，经常摔倒，手无法写字，情绪急躁，厌食，严重失眠，经西医检查确诊为“脊髓型颈椎病”，前来我处治疗，初诊诊断为痿证。

治以温阳通督，益肾生髓，强筋壮骨。针方：火点督，椎14火后毫，环中至昆仑火后毫，大扶正。二诊后，患者颈部疼痛症状好转，无头晕，下肢乏力有所缓解，纳可，眠稍安稳。原针方加火针点刺八邪，治疗5次后颈痛、手麻症状消失，下肢乏力明显缓解，步履平稳，精神状态佳。后续治疗针方去掉大扶正和火针点刺八邪，治疗1个月后一切症状消失，继续巩固治疗1个月，随访2年未复发。火针强大的温经通络、活血化瘀、温阳祛邪、强筋壮骨功效在治疗中作用突出，椎14火后毫所产生的活血化瘀和疏经通络的功效直接作用于病变部位，疗效显著。

第九节 自 汗

一、概述

自汗属于中医“汗证”范畴，是由于阴阳失调，腠理不固，而致汗液外泄失常的病证。白昼时时出汗，动辄尤甚者，称为“自汗”。气虚、阳虚是自汗的病理基础，所以说自汗也是阳虚之证，这就是中医临床常说的“阳虚自汗”。

自汗者稍劳后汗即出，进餐时出汗尤甚，气温稍高时大汗，患此证者既畏寒又怕热，易感冒，体倦乏力，心悸少寐，神疲气短，面色无华，脉细。中医将自汗分为肺卫不固证、心血不足证、阴虚火旺证、邪热郁蒸证。不同的病因病机引发不同的证候。中医认为自汗与心、肺、肾密切相关，主要是阴阳失调所致。

自汗的病因病机多为病后体虚，禀赋不足，情志不调，思虑烦劳过度，损伤心脾，血不养心，心不敛营，营卫失和，腠理不固，嗜食辛辣厚味，以致湿热内盛，邪热郁蒸，津液外泄而出汗增多。《明医指掌·自汗盗汗心汗证》云："夫自汗者，朝夕汗自出也。"《三因极一病证方论·自汗证论》有"无问昏醒，浸浸自出者，名曰自汗""若其饮食劳役，负重涉远，登高疾走，因动汗出，非自汗也"的记载。古人将自汗的特性分析得非常清楚，将病态的汗与正常的汗也区分得非常清楚，避免了误判、误诊。朱丹溪对自汗的病理归属做了充分的概括，认为"自汗属气虚、血虚、湿、阳虚、痰"。《医学正传·汗证》中指出："其自汗者，无时而濈濈然出，动则为甚，属阳虚。"古人认为自汗属虚证，气虚、阳虚是自汗的总病机。"阴虚盗汗，阳虚自汗"已成人们的共识，亘古至今。

治以补血养心，益气固表，温阳补虚。基础针方：大扶正，内关透郄门，膻中，咳喘 10（快针点刺不留针），肾 8（灸）。针方中大扶正可疏肝健脾、理气养血，扶助后天之本，提高人体正气、元气，使气血生化有源；脐 4 加上温热功效的灸法可温阳益气养血，激发经气，振奋阳气，温补脾阳，温调气血。内关透郄门可补益心脏（汗为心之液）、补气调血、生血养心。治汗必须调心，这是治疗汗证的核心和原则，使之整体治疗围绕治心进行。中医认为"血汗同源"，调血气是治汗的基础，以血生气，以气敛汗固表，故针方中加膻中穴以开胸顺气，益气养心。自汗证属阳虚证，温阳补虚才是正确的方法。肾 8（灸）温阳补肾，补益先天之精，温阳而敛阴，肾藏真阴而寓元阳，只宜固密，补益先天之精，振发人体元阳，提振人体正气、元气，气为汗之根。针方中加咳喘 10 是源于"肺主皮毛，司开阖"的中医理论，汗液的排泄与肺的开阖有密切的关系，肺气的盛衰也能影响到汗液排泄是否正常。咳喘 10 旨在宣肺，提振肺气功能，同时从五行关系出发，肺为肾之母（“金生水”），通过补益提升肺气，也能间接补益肾气，扶助先天，这也是全局观、大局观的具体体现。

自汗之证属于虚证，体质较虚的人易患此证；自汗也是气虚、阳虚之证，故在补气、益气、理气的基础上，应温阳补虚。艾灸是最好的温阳方法，也是补虚方法。欲治此证，先辨阴阳。在认真辨证的情况下，正确选择套穴，突出温通法功效。

二、病案举隅

【病案一】

患者，男，40岁。5年前因患心脏病住院治疗，自此之后经常自汗，吃饭时大汗淋漓，夏天经常全身湿透，激动、兴奋、恼怒时汗出更甚，但畏寒、畏风，且易感冒，中西医药物治疗效果不佳，前来求治。

治以养心益气，温阳敛汗。针方：大扶正，快针点刺咳喘10，双内关透郄门，膻中，肾8（灸）。治疗5次后，患者自觉症状有所缓解。连续治疗1个月后，患者症状明显改善，除情绪过于激动时，几乎没有自汗现象。继续治疗1个月后结束治疗。温阳、养心、益气是治疗自汗的重要方法，艾灸既升脾阳，又补肾阳，属于标本兼治。治疗此证使用了双内关透郄门，一方面可加强调心、补心的力度，另一方面可安神定志，改善患者易紧张、激动的症状。

【病案二】

患者，女，62岁。近3个月白天稍热便会出汗，吃饭时出汗更为严重，情绪激动或紧张也会出汗，基本是凉汗，平时怕吹空调、畏风。每次针灸治疗，衣服都会湿透，伴有心慌、心悸，纳呆，小便少，眠差。

治以养心益气，温阳敛汗。针方：大扶正，膻中，内关透郄门，快针点刺咳喘10，肾8（灸）。治疗3次后症状无明显变化。治疗至5

次后汗出程度有所减轻。将针方中咳喘10改为火针点刺，单内关透郄门改为双内关透郄门，膻中改为膻3，余方不变，治疗10次后汗量明显减少。继续治疗10次后，出汗症状消失，食欲增加，小便尿量增加，睡眠明显改善。巩固治疗5次，结束治疗。大扶正中的脐4（灸）与肾8（灸），可升脾阳，补肾阳，升发经气，以弥补人体阳气之不足。咳喘10可宣肺，益气，促进肺之开阖功能。温阳养心益气，宣肺益肾是治疗自汗的根本之法。

【病案三】

患者，男，56岁。1个月余前出现畏寒、四肢不温、乏力、困倦、出汗多，就餐时大汗淋漓，天气稍热衣服即湿透，纳呆，便溏，畏寒，眠差，西医各项检查均无问题，前来我处求治。初诊：面色无华，精神萎靡，舌淡，脉滑。

治以温阳补虚，益气敛汗。针方：大扶正，内关透郄门，膻中，快针点刺哮喘10，肾8（灸）。治疗5次后症状有所缓解。治疗10次后，出汗减少，食欲增加；继续治疗5次后，出汗明显改善，不出汗的时间居多，体重增加，畏寒改善，睡眠安稳。治疗20次后所有症状均基本消失，结束治疗。自汗乃阳虚之证，只有升阳益气才能敛汗，汗为心所主，养心益气，正气足，则排汗有序。

第十节 痛　风

一、概述

痛风是一种复杂的疾病，主要临床表现为踇趾、跖趾关节等小关节红肿剧痛，反复发作，关节畸形，是以痛风石为主要表现的疾病。造成痛风最根本的原因是嘌呤物质代谢障碍导致血液中尿酸含量超标，造成尿酸盐结晶在关节和肾脏等部位的沉积，引起痛风性关节炎、痛风肾病等。对于痛风本质的认识，需要借助现代医学的理论，认清痛风的病因在肾，与脾有关；否则，仅根据症状我们会误认为痛风是痹证，病因在脾，与肾有关。对疾病的认识，决定了治疗的方法，搞不清病机所在，就会导致治标不治本。西医对于疾病的认识及治疗疾病的理论，我们都要借鉴，通过对现代医学理论的学习，我们可以更加清楚地认识疾病的本质，从而确定正确的治疗方向。来针灸科治疗的痛风患者基本都处于急性发作期，针对这些患者的治疗，首要目标就是减轻疼痛，祛除症状。

痛风初次发作多侵犯单关节，尤以踇趾（第一跖趾关节）多见，局部关节红、肿、热、痛，行动受限。随着病程的延长，受累部位会随之增多，不仅会遍及全身关节，还会累及肾、软骨（耳郭）、皮下等。目前痛风在我国发病率较高，尤其是沿海地区、经济发达地区，并且趋于年轻化，这与饮酒、作息不规律、暴饮暴食、缺乏运动、精神压力大关系密切，也是影响国人健康的大问题。

现代医学认为长期的痛风会导致肾功能失调。而肾功能失调，也可以导致高尿酸血症，从而导致痛风性关节炎。根治此证必须调节肾功能，抓住疾病本质。补肾、调肾、养肾，以调节肾功能，使之能正常调节血液中的尿酸含量，方是治病之本，才能根治此证。

针对痛风发作患者的治疗，遵循古人“急则治其标”的原则，快速祛除症状、消除患者痛苦是首要目标。只有明确了此病的病理机制才能针对性治疗。最有效的办法就是放血，病灶部位含尿酸盐结晶较多的血液放出来，无结晶的血液经循环补充过来，可使症状立即减轻或消失。临床证实，这种刺络放血的疗法（强通法）行之有效，出血量越大，效果越显著。为什么在三通法临床是使用火针来放血，既然出血量越大越好，为什么不使用出血量较大的三棱针来放血呢？原因有二：第一，三棱针三角形伤口不易愈合，这样反而容易造成炎症，加重病情；第二，三棱针不具备消炎的功效。此外，因为火针具有活血化瘀的功效，同时还具备较强的消炎、散结、止痛的功效，所以必须使用火针来放血才能取得治疗效果。临床采用的是先火针密刺再毫针密刺的方法放血，一般硬币大小的病灶，需要火针密刺10～15针。火针后有血液和黄色液体流出，出血（水）量越大，疗效越好。尿酸盐结晶含量较多的患者血液流出得越多，症状减轻得越快，一般施针前后会有明显变化。对于同样的病灶，火针后毫针密刺至少20针，才能达到治疗效果。治疗结束拔针时要快速取针，目的是令其二次出血。采用上述治疗方法，基本一次就可解决问题。治疗痛风发作，火针的作用至关重要，火针的温热、活血化瘀及消炎止痛的功效发挥着巨大作用，尤其针对红、肿、热、痛部位的治疗更是得心应手。只有火针才能取得如此功效，从而快速减轻或消除症状。

以上治疗属于古人“急则治其标”的治疗方法，可迅速解除症状，减轻患者痛苦。为了根治此证，还要“缓则治其本”，即调节肾功能。如果肾脏受损严重，就要采用快针点刺咳喘10、肾俞穴艾灸1 h以上；如果体虚、正气不足还需使用大扶正，以扶助正气；如果属于阳亢体征，则要使用降压套穴。标本兼治是三通法的治疗原则，三法（微通法、温通法、强通法）并用是其特色，体现了三通法治疗的大局观、整体观。此外，还需要借鉴西医的理论，认清疾病本质，用中医的方法因病治宜，综合治疗，根治顽症。

二、病案举隅

【病案一】

患者，男，46岁。诊断痛风2年，基本无症状。3天前因食用海鲜，右脚踇趾出现疼痛，红肿明显，无破溃，行走困难，屈伸不利，无法开车，夜间疼痛明显，无法入睡。前来我处求治。

治以活血化瘀，疏经通络，祛腐生新。针方：大扶正，肾8（灸），火针点刺病灶后毫针密刺。火针点刺时放出局部血液和黄色液体，然后毫针密刺，毫针拔针后继续有血液和黄色液体流出，火针、毫针扎后，肾 8（灸），大扶正。针后患者疼痛即刻减轻，与治疗前相比，症状明显改善。第二天患者右脚蹋趾基本消肿，可下地行走。治疗 5 次后症状全部消失，继续巩固治疗。火针的活血化瘀、疏经通络和消炎止痛的功效在治疗中起重要作用。

【病案二】

患者，男，27 岁。患痛风 3 年。1 周前喝啤酒后右侧蹋趾红、肿、热、痛，行走困难，夜间疼痛难忍，无法开车，前来求治。

治以活血化瘀，疏经通络。针方：病灶局部火针密刺，然后毫针密刺。火针点刺右侧蹋趾病灶处，硬币大小，点刺约 15 针，当时有血液和黄色液体流出，流净后，毫针密刺 20 针左右，待拔针时，快速拔出，病灶二次流出血液和黄色液体。治疗毕，患者可下地行走，疼痛消失。这就是中医“急则治其标”的治疗原则和效果，以迅速祛除症状为首要目的。第二天再行治疗一次，患者痊愈。火针在治疗痛风发作时优势明显，火针的活血化瘀、消炎止痛功效在治疗中起着至关重要的作用。中医“急则治其标”的原则在治疗此证中得到充分体现，以祛除症状、减轻患者痛苦为首要目的。

【病案三】

患者，男，52 岁。患痛风 3 年，很少发作。3 天前，食用过多带鱼后出现右脚踝红、肿、热、痛，无法行走，无法开车，夜间疼痛加剧，前来就诊。

治以活血化瘀，疏经通络。针方：火针密刺病灶处，然后毫针密刺，肾 8（灸），大扶正。治疗时火针密刺，流出血液和黄色液体，待流出停止后，毫针密刺；针毕，起针时快速拔出，又有血液与黄色液体流出。中医认为邪可随血（水）而出，流出量越大，症状消失越快，这属于“急则治其标”的治法。针后患者症状大有好转。火针的活血化瘀、消炎止痛功效有效地控制住患者病情，使其症状快速改善。继续治疗 5 次后症状消失。之后，还要按照“缓则治其本”的原则，调节肾功能。针方：肾 8（灸），大扶正。治疗此证需要一个长期的治疗过程。

第十一节　运动神经元病

一、概述

运动神经元病是一组选择性累及脊髓前角细胞、脑干运动神经核、大脑皮质锥体细胞的神经系统变性疾病。本病临床呈进行性的上运动神经元和（或）下运动神经元受累的综合征，是一种慢性疾病，但到后期疾病发展很快。运动神经元损伤类型较多，主要包括肌萎缩侧索硬化、进行性肌萎缩、进行性延髓麻痹和原发性侧索硬化。

运动神经元病临床主要表现为单侧或双侧上肢肌无力，并伴有明显颤动，抬手困难，梳头无力，下肢呈痉挛状瘫痪，剪刀步态，声音嘶哑，舌肌萎缩，说话不清，吞咽困难，进食或喝水呛咳，痰液不易咳出，身体肌肉明显萎缩。此病还极易发生突变，肌肉迅速萎缩，四肢萎软，呼吸困难，病情极难控制。治疗此证首先要考虑的不是病证治愈问题，而是如何扼制住病情的发展势头，只有病情稳定，才能进一步好转。

此证属于中医“痿证”范畴。其病因病机与肝、脾、肾、脑密切关联，发病原因主要是脾肾亏虚或中气不足。其病机为脾肾亏虚，气血不足，初病在脾，进而损及肝肾，每因六淫、劳倦、情志因素而诱发。中医认为脾为后天之本、气血生化之源，可营养五脏六腑，肌肉筋骨，且脾主肌肉。脾胃虚弱则气血生化不足，肌肉无以营养而发病。肾为先天之本，主藏精，主骨生髓。先天禀赋不足，精亏血少，则不能营养肌肉筋骨；髓海不足则逐渐出现肌肉无力、萎缩。肝藏血，主筋，主一身运动。“肝肾同源”，肝肾之间相互影响，互为因果。肝、脾、肾、髓空虚是本病发生的根本所在，临床上采取肝、脾、肾、髓同治是治疗本病的根本大法。

治以扶正为本，疏肝健脾益肾，温阳生髓，通瘀通络。基础针方：火点督，肾 8（灸），环中至昆仑火后毫，火针点刺肌肉萎缩部位，大扶正。针方中火针以温阳之功点刺督脉，激发经气和阳气，振奋元阳，通脑生髓。督脉为阳脉之海，统一身阳气，络一身阴气，火点督打通受阻的经络之气。火针点刺采用一、二、三秒进针法的进针速度，自百会穴向下点刺至腰奇穴，离穴不离经，做到“针下有声，针后有晕”，深度不能小于 0.3 寸，每次火针点刺时要错开上次的针眼，既可使肌肤得以恢复，又避免产生瘢痕。肾 8（灸）温阳益肾，扶助先天之本，通脑、生髓、壮骨。环中至昆仑火后毫也可以直接毫火，环中穴一定要使用 3 寸毫火，针对下肢痿软，可疏通经脉，壮骨生肌。火针密刺肌肉萎缩部位（包括上肢、肩背、两胁），首要目的为扼制住肌肉萎缩，促进生肌，恢复肌肉的弹性与拉力。大扶正疏肝健脾，理气养血，扶助后天之本，使气血生化有源，荣养全身，提高正气以扶正祛邪。

此证属于疑难杂症，治愈难度很大，及早治疗尤为重要。患者要控制好情绪，避免烦躁、恼怒，否则不利于康复。另外，要坚持长期治疗，医患配合，共愈此证。

二、病案举隅

【病案一】

患者，男，48 岁。5 个月前突然全身倦怠，四肢无力，呼吸急促。短期内上肢肌肉迅速萎缩，体重锐减，伴随情绪大起大落，易焦躁不安。经西医检查诊断为“运动神经元病”，前来我处求治。

治以疏经通络，温阳通督，舒筋壮骨。针方：火点督后毫，椎 8、胛 6、肾 8 火后毫加灸，环中至昆仑火后毫，肌肉萎缩部位火针密刺，大扶正，内关透郄门，火针点刺咳喘 10。连续治疗 10 次，患者呼吸较前轻松，四肢力量增加，食欲增加。继续治疗10次后，患者症状有所减轻，由于火针的作用，其肌肉萎缩未再进展。继续治疗10次后，患者呼吸轻松，身体倦怠明显减轻，四肢力量增加，步行距离明显延长。火针与艾灸的温热功效可温经通络、温阳祛邪，在治疗中起着重要的作用。继续治疗1个月，患者一切都在恢复中，继续治疗。目前治疗此证的重点不是痊愈，而是扼制住病情的发展势头，只有病情稳定后，才可考虑进一步恢复的问题。

【病案二】

患者，男，58岁。患运动神经元病3年，经中西医药物治疗，效果不佳，前来求治。初诊：患者双上肢已有明显肌肉萎缩，无力上举，呼吸紧促，言语费力，情绪不稳定。

治以疏经通络，通督通脑，壮骨生肌。针方：火针点刺咳喘10，火点督后毫，肾8火后毫加灸，环中至昆仑火后毫，火针点刺上肢肌肉萎缩部位后毫针密刺，火针点刺中脘、膻中、中府、云门，小扶正加中脘。针治3次后，患者症状无变化，情绪稍稳定。治疗10次后，患者感到呼吸稍畅快。治疗1个月以后，患者感觉双上肢力气有所恢复，呼吸正常。连续治疗3个月，患者所有症状均有好转，上肢肌肉萎缩已稳定、未再进展，肌肉稍丰满，继续治疗中。火针的疏经通络、通督生髓和去腐生新的功效在治疗中起着重要的作用。

【病案三】

患者，男，60岁。10年前出现双下肢无力，行路不稳，上肢正常，逐渐出现肌肉萎缩，导致无法站立、行走。诊断为“运动神经元病”，前来求治。

治以疏经通络，温阳通督。针方：火点督后毫，肾8火后毫加灸，环中至昆仑火后毫，火针密刺下肢肌肉萎缩部位后毫针密刺，降压套穴。针灸治疗半年，患者病情稳定在治疗前的水平，未再发展。就该患者而言，其完全恢复已无可能，扼制住病情的发展已达到预期治疗目的，也是医者做出最大努力的结果。因此，嘱咐患者保持良好的心态，适当进行体育锻炼，养成健康、规律的生活习惯，保持营养平衡，愉快地生活。

第十二节 三叉神经痛

一、概述

三叉神经痛是脑神经疾病，是以一侧三叉神经分布区域内反复发作阵发性剧烈疼痛为表现的疾病。女性患者略多于男性，发病率可随着年龄增长而增加。三叉神经痛多发于中老年人。该病临床特点：发生于头部三叉神经分布区域内，骤发、骤停，呈放电样、刀割样、烧灼样的剧烈、顽固性疼痛，说话、洗脸、刷牙、吃饭、甚至微风拂面或走路都会引起发作，阵发性的剧烈疼痛使人难以忍受，严重影响生活质量。

三叉神经痛属于中医“面痛”“面风痛”“面颊痛”的范畴。清代陈士铎在《辨证录》中云：“人有患半边头风者，或痛在右，或痛在左……百药治之罔效，人不知其故。此病得之郁气不宣，又加风邪袭之于少阳之经，遂致半边头痛也。其病有时重有时轻，大约遇顺境则痛轻，遇逆境则痛重，遇拂抑之事而更加之风寒之天，则大痛而不能出户。”古人非常明确地指出气候、情绪、心境对此病的影响，全面而详细地阐述了三叉神经痛的疼痛性质。《张氏医通》对“面痛”也有描述：“不能开口言语，饮食皆妨，在与颊上常如糊。手触之即痛，此是阳明经络受风毒，传入经络，血凝滞不行。”由此也可见，古人关于受侵的经络的认识存在分歧，一说少阳经，一说阳明经。实际上，二经均已受制，风寒、风热之邪袭于阳明和少阳之脉，致使气血运行不畅，血气凝阻而致经脉不通，所以面痛发生。

中医认为风寒外袭侵犯阳明、少阳经脉，风阳升发，易犯头面，寒为阴邪，其性凝滞，致血脉收引，气血闭塞，而产生疼痛。肝火上炎多因七情内伤，肝气郁结，郁而化火，或肾阴不足，水不涵木，阴虚阳亢，肝胆之炎升腾，循胃络上扰面额而发病。久治不愈，脾虚运化失常，痰浊内盛，阻塞脉络，或久病入络入血，瘀血内阻，脉络不通，不通而痛。此疼痛剧烈，痛苦异常，常导致情绪波动，造成家庭氛围紧张，严重影响生活质量。

在诸多病因病机中，寒邪致病是最关键的因素，因此，火针是治疗此病克敌制胜的法宝。治以疏肝健脾理气，疏经通络，祛瘀除痛。基础针方：小扶正，面部火后毫或直接毫火。治疗三叉神经痛的火针疗法不同于其他病变的扎法，施针时不考虑穴位与经络，而是按照三叉神经的循行路线来扎。在火针施刺过程中，火针不必烧得太红，一、二、三秒进针法的进针速度即可，匀速进针，不疾不徐，动作流畅，一气呵成，深度以 0.2 寸为宜，如果患者不能耐受，可以改为毫针火针或直接毫火。火针后的毫针要按经络和穴位来扎。如果患者属于阳虚体质，则将小扶正改为大扶正；如果患者属于阳盛体质，基础套穴也可以改为降压套穴；如果患者情绪波动较大，基础套穴可改为神10，面部的扎法相同。

三叉神经痛疼痛尖锐、剧烈，患者非常痛苦，所以，减轻、祛除症状是当务之急。火针具备温经通络、活血化瘀及消炎止痛的功效，是祛除症状最有力的手段，因为火针的功效直接作用于神经针对病灶，这也符合古人“急则治其标”的治疗原则。只有减轻或祛除症状，才能使患者紧张的情绪得以缓解、压抑的心情得以平复，对患者而言，最有说服力的就是疗效。

二、病案举隅

【病案一】

患者，女，70 岁。1 年前夏天饮用冷饮后出现左侧面部疼痛，逐渐加重，经西医确诊为“三叉神经痛”，病位在三叉神经第二支。后经中西医药物、电针治疗60余天后，疼痛有所减轻，但仍时轻时重，每天2～3次，常于咀嚼、吞咽食物时或受凉后加剧，每次发作时间不等，疼痛剧烈时不能忍受，来我处求治。

治以疏经通络，理气止痛。针方：降压套穴（考虑患者血压偏高），三叉神经第二支毫火。治疗1周后，患者疼痛明显减轻，未反复，西药（卡马西平）减半。治疗10天后，患者疼痛消失，停服西药。巩固治疗1周，一切正常。在降压套穴的基础上，毫火活血化瘀、疏经通络的功效直接作用于病灶，针对性极强，在治疗中起决定性的作用。

【病案二】

患者，女，65岁。突发右侧脸颊三叉神经痛2周，经中西医药物治疗，未得缓解。不敢洗脸、喝水、吃饭，严重时不敢说话。发作时呈电击样、放射性疼痛，遇冷空气刺激，病情加重，患者痛苦万分，前来求治。

治以疏经通络，祛瘀止痛。针方：小扶正，火针点刺三叉神经循行路线上的阿是穴，然后针刺右侧面部诸穴（头维、阳白、攒竹、鱼腰、丝竹空、瞳子髎、四白、颧髎、下关、迎香、地仓等）。第一次治疗时，针刺后患者疼痛仍持续发作；第二次治疗，三叉神经的循行路线与脸部诸穴直接毫火，针上后患者疼痛停止发作，针后疼痛缓解2天；继续治疗10次后患者症状逐渐缓解；治疗1个月后症状全部消失；又巩固治疗1个月，患者痊愈，随访2年，未复发。火针在治疗中起到重要的作用，火针的温热功效直接作用于病灶，针对性极强。

【病案三】

患者，男，70岁。患三叉神经痛3年。发作时不能洗脸、刷牙、饮水、进食，甚至不能讲话，如遇冷空气刺激疼痛更加严重，近3天病情加重。

治以疏经通络，祛瘀止痛。针方：小扶正，面部三叉神经循行路线火后毫或直接毫火。三诊后患者症状有所减轻，但是患者对火针产生了恐惧，遂将火后毫与毫火交替进行改为毫针火针后毫针，毫针火针针体细小（直径为 0.25 mm），患者容易接受，脸面皮肤几乎不留痕迹。五诊后患者症状明显改善。十诊后症状全部消失，患者满意，继续治疗。火针直接作用于病灶，充分发挥活血化瘀和疏经通络的功效，对三叉神经痛的治疗效果显著。

第十三节 中风后遗症（偏瘫）

一、概述

中风后遗症，古人也称为“偏枯”“偏风”“身偏不用”等，民间称“半身不遂”。中风，究其病因，在唐宋之前主要以“外风”学说为主，多以“内虚邪中”立论。如《金匮要略》认为，络脉空虚则风邪乘虚而入，治疗上则多采取疏风祛邪、扶助正气的方法。唐宋以后，特别是金元时期，突出以“内风”立论，这是中医学上中风病因学说的一个重大的转折与突破。《临证指南医案·中风》有云：“因精血衰耗，水不涵木，木少滋荣，故肝阳偏亢，内风时起。”此时古人对中风病因的认识已非常清晰明确。

由于种种原因，三通法临床所接触到的中风患者基本都是中风后遗症患者，也就是偏瘫（半身不遂）患者。偏瘫指的是人体一侧痿废不用，或左侧，或右侧，包括语言障碍、吞咽困难、行走困难，还可能出现面瘫、偏盲等症状。根据现代医学诊断，中风分为两大类型：缺血性中风和出血性中风。出血性中风比缺血性中风更为复杂、严重；右侧偏瘫因可能伴随失语比左侧偏瘫对患者生活影响更大。

高血压与中风是因果关系，高血压是因，中风是果，二者的病因病机相同，所以使用的套穴也相同，基础套穴都是降压套穴，治疗偏瘫时叫作偏瘫套穴。治疗偏瘫需要根据具体病情在偏瘫套穴的基础上进行加减变化。

治疗中风后遗症的基础针方：偏瘫套穴（降压套穴）。临症变化：单臂不举，加肩4，可以火后毫，也可以直接毫火；流涎，加地仓，毫针施刺；足外翻，加解溪、丘墟，可以火后毫或直接毫火；腕关节肿胀，加三阳，可以火后毫或直接毫火；呛水，加廉3，毫针施刺；口干、口苦，加承浆、丘墟，毫针施刺；手指拘紧不开，加四缝，火针点刺；舌强不语，加上廉泉，毫针施刺，金津、玉液放血；面瘫，加迎香、地仓、颧髎、颊车、翳风、下关，毫针施刺；偏盲，加瞳子髎、四白、球透、丝竹空、臂臑，毫针施刺。偏瘫初期会出现肌张力低的现象，随着病情迁延，肌张力会越来越高。病程越长，肌张力越高，越难治愈。故偏瘫初期就应对萎软的部位施以火后毫或直接毫火，避免肌张力过高。

治疗中风后遗症首选降压（偏瘫）套穴，但是火针的介入也非常重要，其功效和作用是毫针所达不到的。有时毫火也非常必要，对于人体某些小关节的功能恢复作用显著，比如毫火八邪、八风，针对性极强。总之，偏瘫是慢性病、疑难病，需要长期治疗。根据临床实践总结得出，针灸治疗偏瘫的时间越早，疗效越好，否则治疗难度加大。

二、病案举隅

【病案一】

患者，男，40岁。因脑出血出现右侧偏瘫，搀扶也无法行走，需坐轮椅，言语不清，吞咽困难，右侧单臂不举，右手握力下降，不能持笔，拿勺、叉困难，饮水则呛，流涎。住院给予药物治疗，症状无明显改善，出院当天来我处治疗。

治以疏经通络，疏肝潜阳，散风祛邪。针方：降压套穴，内关透郄门，肩4（患侧）火后毫，八邪火后毫。治疗1次后，患者再次来诊时上治疗床比第一次明显轻松。治疗3次后，患者可独立缓慢行走，脱离轮椅。连续治疗10次后，患者症状明显改善，右侧手指功能逐步恢复，语言能力也在恢复，行走比之前更加自如。治疗中在降压套穴的基础上使用火针疏经通络，活血化瘀，效果显著。连续治疗3个月，患者基本恢复正常。此患者恢复得较快，除了因为年轻外，更关键的是针灸治疗及时，这一点很重要。

【病案二】

患者，男，69岁。有高血压史。因脑出血出现左侧偏瘫（以下肢明显），不能行走，站立困难，需坐轮椅，语言清楚，吞咽障碍，饮水略呛，流涎，无面瘫。住院治疗20天，症状无明显改善，出院即来我处治疗。

治以疏肝潜阳，疏经活络。针方：降压套穴，内关透郄门，地仓，上廉泉。治疗5次后，患者脱离轮椅，拄拐杖可以行走，吞咽无障碍。连续治疗1个月，所有症状基本消失，继续治疗中。通过此病案可以看出，中风后遗症的针灸介入时间非常重要，越早越好，否则，针灸的疗效将大打折扣。

【病案三】

患者，男，60岁。脑梗死后遗症，左侧偏瘫，行走困难，语言、意识清楚，左下肢痿软无力，大便干燥，余可。

治以疏肝潜阳，疏经活络。针方：降压（偏瘫）套穴。治疗10次，患者症状明显改善。针对患者大便干燥，排便困难，在降压套穴针方基础上加上巨虚、下巨虚两穴，快针点刺咳喘10，痛10火后毫。治疗1次后，患者症状无明显变化；三诊后患者大便时间缩短一半；十诊后患者症状发生明显变化，大便变软，便时倍感轻松。本例针对大便问题调整了针方，在降压套穴的基础上加痛10，痛10的功效直接作用于病位之上，所以能够有效治疗排便无力和大便干燥。

第十四节 帕金森病

一、概述

帕金森病是一种神经系统疾病，多见于老年人，男性患病风险高于女性，平均发病年龄约60岁，40岁以下发病者很少。其临床表现为静止性震颤、运动迟缓、肌强直和姿势步态障碍，初期累及上肢，随着病程迁延会逐步发展至下肢，同时可伴有抑郁、便秘、睡眠障碍等非运动症状，此证严重影响生活质量。

中医认为此病以年老体虚、肾精亏耗、髓海不足、瘀血阻络、气血亏虚、痰热风动为主要原因。帕金森病属于中医“风证”“瘛疭”范畴。《张氏医通·卷六》云：“亦有头动而手不动者，盖木盛则生风生火。上冲于头，故头为颤振，若散于四末，则手足动而头不动也。”《医宗己任编》指出：“大抵气血俱虚，不能荣养筋骨，故为之振摇而不能主持也。”人到中年以后，肾中精气逐渐耗损，若再过劳累，伤及肾气，使肾功能下降，不能协调肝脏供给能量，筋脉失去韧性，躯体僵直，体液不能上济心火，心神失守不能控制经脉而导致震颤，髓海不足，久病不愈，积劳成疾；“脑为元神之府”，脑为五脏六腑之大主，脑神不足，调控失司，神不导气，脑髓不足而神机失养，筋脉肢体失主而成疾。阳弱阴亏，阳气不能上煦于头，不能充养于脑，神机受累，筋脉肢体失司、失控而发生振摇。督脉不通畅，髓海不足，阳气不足，故而筋脉肢体失司而摇。

治以温阳生髓，温阳益肾，疏肝理气，健脾养血。基础针方：火点督后毫，环中至昆仑火后毫或直接毫火，肾8（免灸）；震颤严重者，加脑12，大长对刺；小扶正、大扶正或降压套穴，根据病情而定，法无定法。督脉统一身阳脉，为阳脉之海，火点督后毫以火针强大温煦之功效激发阳气，振奋经气，提升人体正阳之气，通髓荣脑，治病求本。治疗时火点督自百会穴开始沿督脉火针点刺至腰奇穴，采用一、二、三秒进针法的进针速度，匀速进针，离穴不离经，做到“针下有声，针后有晕”，根据人体胖瘦火针点刺深度不能小于 0.3 寸。火针点刺后再施以毫针可加强对督脉的刺激，增强生髓养脑之功效。肾 8（免灸）可补益先天、生髓通脑、荣养脑神、温阳益肾，提升人体正气。环中至昆仑火后毫可疏经通络、温阳化瘀，环中穴必须使用 3 寸毫火（弥补火针长度不够的短板），对病情严重者也可以使用 3 寸毫火扎承扶穴、殷门穴，以加大治疗力度。大扶正的使用主要是为了扶助后天之本，化生气血，提升人体正气，作为治病求本的基础。

此病属于疑难杂症，治疗难度极大，而且此病以一种不可逆的趋势发展，因此扼制住病情的发展是重中之重，在病情稳定的情况下，再力求好转，提高生活质量。

二、病案举隅

【病案一】

患者，男，70 岁。10 年前出现上肢震颤，日益严重，发展至肌肉僵直，步履困难，运动迟缓，语言障碍，伴有抑郁、认知障碍、便秘、眠差。经西医检查，确诊为“帕金森病”。

治以疏经通络，通督醒脑。针方：火点督，脑 12，大长对刺，椎 8，肾 8（免灸），环中至昆仑，降压套穴。治疗 1 周，患者病情无任何变化。连续治疗 1 个月，患者病情稍稳定，抑郁、认知障碍、便秘症状略有好转，睡眠比较安稳。治疗 2 个月后，身体颤动的幅度变小，语言能力有所提高。治疗 3 个月后，患者病情基本稳定，继续治疗中。火点督激发人体经气和阳气，振奋人体元阳，同时通脑、醒脑。大长对刺止震除颤的功效明显。

【病案二】

患者，男，58岁。左上肢震颤半年余，加重1个月。患者半年余前出现阵发性左上肢震颤，发作与情绪紧张、激动有关，恼怒时更加严重，1个月前发展为持续震颤，只是程度稍轻，右上肢也出现震颤，前来求治。

治以疏经通络，通督醒脑。针方：火点督后毫，肾8（免灸），环中至昆仑，降压套穴，左侧肩4，手三里，外关，八邪。治疗5次后，患者右侧上肢震颤消失，左上肢持续性震颤转为阵发性。继续治疗5次后，患者阵发性震颤间隔时间延长，每次发作时间缩短。继续治疗1个月，患者症状明显减轻。巩固治疗1个月后结束治疗。火点督在治疗中的作用非常重要，温阳通脑通髓是治疗此证的关键。

【病案三】

患者，男，60岁。50岁起右手开始抖动，逐年加重，后发展至左手也开始抖动，近2年出现下肢走路起步困难现象，尤其久卧、久坐之后起步非常艰难，多次摔倒。数年前西医确诊为“帕金森病”，经多年治疗，病情仍持续进展。目前吃饭时拿筷子的手不停抖动，无法举杯喝水，语速开始减慢，情绪波动较大，纳差，失眠，前来我处求治。

治以疏经活络，通督生髓，醒脑开窍。针方：火点督，脑12，大长对刺，环中至昆仑火后毫，降压套穴。治疗5次后，患者症状无明显变化，情绪稍好。继续治疗10次，患者下肢、左上肢症状稍有改善，食欲增加，失眠好转。继续治疗1个月，患者状态比较平稳，病情稳定。连续治疗3个月后，患者双下肢、左上肢症状消失，右上肢症状比较稳定，继续治疗中。火针在帕金森病治疗中发挥重要作用，火点督激发阳气，振奋经气；环中至昆仑火后毫针对性治疗，对于控制病情、祛除症状的作用非常突出。

第十五节　瘿　　病

一、概述

瘿病是由情志内伤、饮食及水土失宜，以致气滞、痰凝、血瘀壅结于颈前所引起的，以颈前喉结两旁结块肿大为主要临床特征的一类疾病。现代医学中以甲状腺肿大为主要临床表现的疾病，包括单纯性甲状腺肿或结节性甲状腺肿、甲状腺炎、甲状腺功能亢进症（简称“甲亢”）、甲状腺腺瘤、甲状腺癌等，均属于中医“瘿病”范畴。瘿病又称为“瘿气”“瘦瘤”“影袋”，俗称“大脖子病”。中医认为，本病多因气血凝滞、日久郁结而成。《外台秘要·瘿病》云：“瘿病喜当颈下，当中央不偏两边也。”古人对瘿病早在公元前三世纪就有记载，战国时期的《庄子·德充符》就有“瘿”的病名。《诸病源候论·瘿候》指出瘿病主要由情志内伤及水土（地理环境）等因素造成，有“瘿者，由忧恚气结所生，亦曰饮沙水，沙随气入于脉，搏颈下而成之”“诸山水黑土中出泉流者，不可久居，常食令人作瘿病，动气增患”等记载。古人很早就知道地理环境对人类健康的影响。《外科正宗·瘿瘤论》云：“夫人生瘿瘤之症，非阴阳正气结肿，乃五脏瘀血、浊气、痰滞而成。”故指出瘿病主要由气、痰、瘀壅结而成。古人将瘿病分为五类，即石瘿、泥瘿、劳瘿、优瘿、气瘿，认为情志内伤是患瘿病最重要的因素。《重订严氏济生方·瘿瘤论治》曰：“夫瘿瘤者，多由喜怒不节，忧思过度，而成斯疾焉，大抵人之气血，循环一身，常欲无滞留之患，调摄失宜，气凝血滞，为瘿为瘤。”古人认为情志致瘿、环境因素致瘿、体虚致瘿，由此可见，古人对瘿病的病因病机认识得非常清楚。中医将瘿病分为气郁痰阻证、心肝阴虚证和肝火旺盛证，不同的病因病机引发不同的证候。

瘿病的主要临床表现为颈肿大、有结节、烦热、易出汗、目眩、口苦等。有些患者还伴有眼球突出及脉数。瘿病的证型种类很多，不同证型有不同的临床表现，有的是功能性病变（如甲亢），有的是占位性病变（如甲状腺癌），有的有症状，有的无症状。临床上，甲状腺疾病患者常会发生内分泌失调，有些患者还会产生无缘由的恐惧、委屈、胆怯、悲伤等情绪波动，久治不愈会发展为抑郁症或焦虑症，从而影响病情，形成恶性循环。所以情绪的调整对临床治疗甲状腺疾病也是至关重要的。

甲状腺疾病起病隐匿，初期病情较轻，患者往往无明显症状，很多人都是例行体检时被查出的。近年来，甲状腺疾病发病率呈快速上升趋势，已成为影响国人健康的“隐形杀手”。

治疗瘿病应疏肝理气，以扶正为主、祛邪为辅。基础针方：降压套穴，内关透郄门，膻中，颈6。针方中降压套穴可疏肝潜阳、理气解郁、疏经通络、畅通气机、降逆为顺，重点是调畅气机。内关透郄门可养心益气、解郁安神。膻中穴可开胸顺气，疏解心中压力。治疗中起到关键作用的是颈6的使用操作，颈6直抵病所，针对性极强，可软坚散结、祛肿消瘀、活血化瘀。根据具体病情采取不同的针法。内关透郄门的使用，主要针对甲状腺疾病所引起的心率的改变。治疗甲状腺功能问题，采用毫针针刺颈6即可，避开喉结直刺进针。治疗占位性（结节、囊肿、纤维瘤、癌症）病变，可以火后毫或直接毫火。喉结两侧的狭长部位为进针的安全区域，1寸毫针避开喉结匀速进针，深度不能浅于0.5寸，以0.5～0.8寸为宜。根据病情决定火针是否烧红，如果是甲状腺结节，则采用一、二、三秒进针法，匀速进针，不疾不徐，做到“针下有声，针后有晕”；如果是囊肿或纤维瘤等，火针要烧红后进针，动作流畅、连贯，保持一定的节奏，关键是一定要避开喉结，做到安全、有效。治疗中，火针起到至关重要的作用，可疏经通络、软坚散结，毫针远远达不到火针的疗效。

对于出现内分泌失调症状或情绪波动较大患者，可以加上背五3，以解郁结。如果失眠严重，可以加上内关透郄门、神门，以安神定志。四肢不温者，可以加上中脘穴。

瘿病的治疗需诸穴相伍，综合治疗。此外，瘿病属于慢性病、疑难病，需要长期治疗，欲速则不达。平和心态、规律生活、适当的体育锻炼也是治愈此证的重要条件。

二、病案举隅

【病案一】

患者，女，60 岁。体检时查出甲状腺结节，除心率稍快，无其他自觉症状。但患者因此倍感压力，出现焦虑、烦躁，情绪低落，乃至影响到家庭生活氛围，前来求治。

治以疏肝解郁，理气散结。针方：降压套穴，内关透郄门，膻中，颈 6 火后毫。治疗 10 次后，患者心率减缓，焦虑、烦躁心情稍有减轻。治疗 1 个月后，西医检测甲状腺结节变小。继续治疗 1 个月，甲状腺结节消失，患者精神放松，情绪稳定。巩固治疗 1 个月后，患者满意，结束治疗。火针的软坚散结和疏经通络的功效在治疗中起着至关重要的作用。内关透郄门的使用主要针对甲状腺疾病引起的心律失常。

【病案二】

患者，女，50 岁。甲状腺结节多年，心神不宁，烦躁不安，心动过速，形寒肢冷，怕凉怕风，五月份来我处治疗时仍穿着羽绒服。多年久治不愈，情绪极为低落。

治以疏肝解郁，理气散结。临床治疗甲状腺疾病均按实证处理，配以降压套穴，严禁脐 4 加灸，以恐升阳有悖病机。但此证特殊（患者形寒肢冷，怕凉怕风），需特殊处理。基础套穴依然是降压套穴，颈 6，内关透郄门。加中脘穴，施以烧山火手法（一种补法），然后肾 8（灸）。治疗 3 次后，患者症状有所改善，情绪舒缓许多，心率趋于正常。治疗 4 次后，患者形寒肢冷、怕凉怕风症状得以改善。治疗 3 个月后，患者甲状腺结节消失，心率正常，情绪稳定，畏寒症状消失，继续治疗。火针的疏经通络、活血化瘀及软坚散结功效在治疗中起着重要作用。艾灸的温热功效极大地提升了人体的阳气，温阳散寒，温阳通络，温阳补虚，使人体正气提升。

【病案三】

患者，女，45岁。近3个月感到心慌、胸闷、憋气，烦躁，全身乏力，倦怠，眠差，食欲无常，时而饥饿，时而纳呆。西医心电图检查示心动过速，经实验室检查甲状腺功能确诊为“甲状腺功能亢进症”。

治以疏肝解郁，理气通络。针方：降压套穴，颈6火后毫，膻中，内关透郄门。治疗3次后，患者心慌、胸闷、憋气症状稍缓。治疗10次后，全身症状均有好转，食欲增强，睡眠安稳，全身乏力症状明显改善，实验室检查甲状腺功能指标依然超标。继续治疗，针治1个月后，患者全身症状全部消失，纳可，二便调，眠可，情绪安稳，复查甲状腺功能指标处于参考值上限。继续治疗1个月，甲状腺功能指标恢复正常，结束治疗。针方中内关透郄门主要针对甲状腺疾病引起的心动过速；颈6火后毫可活血化瘀、软坚散结、疏通经络，在治疗中起重要作用。

【病案四】

患者，女，38岁。患甲亢多年，全身无力，精神萎靡，不思饮食，月经不调，心慌气短，形寒肢冷，经常感到委屈，夜间会出现无名的恐惧，经常彻夜不眠。初诊：面色萎黄无华，舌淡，脉细滑。

治以疏肝解郁，理气通络。针方：小扶正加中脘（考虑患者久病体虚，不宜用降压套穴），颈6火后毫，膻中，内关透郄门，背五3（调节患者的内分泌），肾8（灸）。治疗5次后，患者全身症状均有所改善。颈6火后毫可疏经通络、活血化瘀，这在治疗中起着重要的作用，毫火的功效直接作用于病灶，针对性极强。继续治疗，针方去掉背五3，其他不变。治疗5次后，患者各种症状明显好转，甲状腺功能化验指标接近参考值。继续治疗 1 个月，患者所有症状均消失，实验室检查指标正常，结束治疗。

【病案五】

患者，女，55 岁。3 年前确诊甲状腺结节，自觉咽喉部有异物感，吞咽有压迫感，眼压高，前来就诊。

治以疏肝理气，软坚散结。针方：肝俞单穴放血，降压套穴，颈 6 火后毫，内关透郄门，臂臑，外睛明及眼周诸穴。三诊后，症状有所改善，眼压降低。针治 1 个月后，患者甲状腺结节消失，眼压恢复正常。火针可疏经通络、活血化瘀、软坚散结，在治疗中发挥关键作用。颈 6 火后毫在治疗中的作用也非常重要，火针的活血化瘀和软坚散结的功效直接作用于病灶进行针对性极强的治疗，从源头治疗，作用彰显。

第十六节　雷　诺　病

一、概述

雷诺病乃西医病名，在古代此证属于中医“脉痹”“血痹”“手足厥冷”范畴。该病是以四肢小动脉发作性痉挛引起末梢血液循环障碍为典型症状的一种疑难杂症，无其他相关疾病和明确病因（原发）时称雷诺病，与某些疾病相关（继发）时称雷诺现象，几乎所有的结缔组织病都可伴发雷诺现象。《金匮要略·血痹虚劳病脉证并治》记载：“血痹，阴阳俱微，寸口关上微，尺中小紧，外证身体不仁，如风痹状。”

此证临床主要表现为四肢末端（指、趾）部位明显发白、无血色，遇寒肤色变暗，指甲发青，关节开始僵硬、疼痛，随着寒意加重疼痛加剧，指甲发黑，遇热症状缓解，如手脚放入热水中，症状立刻减轻或消失。现代医学认为，此病多发于 20～40 岁女性，病因不明，多发于冬季，呈双侧对称性，药物治疗基本无效。中医认为此病病因多为身体素虚，风寒之邪侵袭，造成脾、肾阳虚，气滞血瘀，阳气不能濡养四末。《素问·举痛论》云：“寒气入经而稽迟，泣而不行，客于脉外则血少，客于脉中则气不通，故卒然而痛。”此证久治不愈，必成顽疾，症状突出而严重，痛苦异常，严重影响人的情绪和生活质量。

人体气血的运行，得温则行，遇寒则凝，因此治疗此证非温通法莫属。艾灸与火针治疗此证是无可替代的，临床应充分利用二者的温热功效以温阳祛邪。基础针方：大扶正，中脘烧山火，八风、八邪（火后毫或毫火），肾 8（灸）。以扶正为先，增强人体自身正气，提升人体阳气（脾阳与肾阳）以温暖四肢而达四末。大扶正的脐 4（灸）具有极强的升阳功能，主要是升脾阳。此外，大扶正可疏肝健脾、理气养血，培补后天之本，使气血化生有源，提升人体正气，提升脾阳产生的温热效果输于四肢及四末，提升人体抵御寒邪的自身能力。针刺脐 4 时，要对中脘穴行烧山火手法，患者会明显感觉到温热传至四肢，既可疏经通络、活血化瘀，又可祛除四末之寒邪。中脘穴为胃之募穴、八会穴之腑会、健脾要穴，在三通法临床上，对中脘穴施以烧山火手法的目的就是祛除四末之寒邪，激发经气与阳气而濡养四肢之末，故其治疗四肢不温效果突出。加上艾灸的温热功效，针对性极强，同时也有力地证明了中医“脾主四肢肌肉”的理论。八风、八邪火后毫或直接毫火，两种手法相比较，毫火的疗效更加明显与突出。施刺时火针一定要烧红才能达到治疗目的。对手指关节症状比较严重者，除了八邪火后毫或直接毫火外，还可以在手指关节施以火针点刺或毫火，也可在十宣穴施以毫火。四肢末端的火针与毫火均是将火针的温热功效和活血化瘀功效作用于病位进行针对性的治疗。针方中肾 8（灸）的参与主要为了升肾阳、益肾精、扶正气，同时也是遵循中医“肾主骨”的理论，以补益先天，温阳益肾，整体治疗，治病求本。

对于治疗雷诺病，我们要借鉴现代医学的理念，开拓思路，转换角度去认识疾病。治疗中艾灸与火针起着至关重要的作用，温通法的强大威力和特色亦得以彰显。对疾病的认识决定了治疗思路，首先应明确雷诺病是虚证，且是阳虚之证，必须采取温阳扶正的方法，必须升脾阳，补肾阳，激发经气和阳气，才能达到祛邪的目的。治疗雷诺病的方法与治疗四肢不温、形寒肢冷的方法相同，因为二者的病因病机基本上相同，只是症状和程度不同，故举一反三，只要有四肢不温的症状，都可以在大、小扶正的基础上加上中脘穴烧山火进行针对性治疗，这是行之有效的方法。

二、病案举隅

【病案一】

患者，女，40岁。患雷诺病10年，手指、足趾平素颜色发白，遇寒（凉）手指、足趾颜色加重，指（趾）甲发青，受寒加重则指（趾）甲发黑，手指、足趾疼痛难忍，如果将手或足放入热水中，症状则立即消失，手指、足趾颜色恢复正常，冬季症状加重，经西医确诊为“雷诺病”。

治以温经通络，温经散寒，温经除痹。针方：大扶正，肾8（灸），火针点刺发病部位，八邪、八风火后毫或直接毫火，中脘烧山火。诊疗10次后，患者症状有所缓解；效不更方，继续治疗2个月后，患者症状明显改善；连续治疗3个月后，患者症状基本消失，继续治疗。火针在治疗中起着重要的作用，其温阳通经、活血化瘀功效作用于病变部位，针对性极强。艾灸的温热功效可升发经气和阳气，温阳以散寒，温经以通络，在治疗中也起着重要的作用，只有温通法才能有效治疗此疾。

【病案二】

患者，女，38岁。平素四肢畏寒怕冷，尤以手足为甚。冬季不敢出屋，夏季不敢吹风扇、开空调，否则手足受凉会疼痛，遇暖症状消失，前来就诊，根据症状疑诊“雷诺病”。

治以温经散寒，温经通络，温经除痹。针方：大扶正，中脘烧山火，八邪、八风火后毫，肾 8（灸）。治疗 5 次后，正值冬季，患者感到症状有所缓解。后将八邪、八风火后毫改为直接毫火，继续治疗 5 次，症状明显好转。连续治疗 1 个月，症状消失，遂结束治疗。尽管此证并未确诊为雷诺病，但是在病因病机上存在相同之处，因此治法相同。火针与艾灸的温经通络、活血化瘀功效在治疗中起着重要的作用。

【病案三】

患者，女，32 岁。形寒肢冷、畏寒严重 1 年余，冬季最为明显，在室外遇寒后手指冰凉且疼痛，夏季也不敢吹空调。最近 1 个月症状加剧，即使在室内也感到冷，伴月经量少、纳呆、便溏、眠差，遂前来就诊。初诊：面色无华，舌淡，脉细滑。根据症状，按“雷诺病”治疗。

治以温阳补虚，疏经通络。针方：大扶正，中脘烧山火，八邪火后毫，肾 8（灸）。治疗 5 次后，患者食欲渐强，睡眠改善，便溏好转。继续治疗 10 次，患者症状有所好转，虽仍畏寒，但手指已不痛。中脘烧山火作用可直达四末，是治疗的重中之重。继续治疗 1 个月，患者所有症状消失，巩固治疗 1 周，结束治疗。火针与艾灸的温热功效既能够温经散寒、祛风、祛湿、除痹，又可以激发经气、升发阳气、温阳而扶正、温阳而祛邪，在治疗中具有至关重要的作用。

第十七节 消 渴

一、概述

消渴是以多饮、多食、多尿、体形消瘦（“三多一少”）或尿带甜味为表现的病证。根据消渴的特点，其主要是指现代医学中的糖尿病。糖尿病是一种常见的代谢性疾病，分为 1 型糖尿病和 2 型糖尿病。中医认为禀赋不足、饮食失节、情志失调及劳累过度导致脏腑功能失调，出现阴虚燥热，久则引起阴阳两虚兼血瘀，进而引起消渴病。中医根据症状将消渴病分为“上消”“中消”和“下消”，但因其临床上多为互见，难以截然区分，故统称“三消”或“消渴”。消渴首见于《素问·奇病论》，根据病机和症状的不同，《黄帝内经》还有“肺消”“膈消”“消中”等名称。《证治准绳·消瘅》在前人论述的基础上，对消渴病的临床分类做了规范：“渴而多饮为上消（经谓膈消），消谷善饥为中消（经谓消中），渴而便数有膏为下消（经谓肾消）。”临床中的具体症状并不像古人所论述的那样有清晰的界定，三消之间相互联系、相互掺杂，临床表现呈现出多样性和复杂性，真正表现为单一症状者几乎没有，换言之，单独一消孤立成病者极为少见。

古人对病因病机的认识比较深入，理念也比较完整，并且对消渴病的并发症也认识得非常清楚。隋代巢元方《诸病源候论·消渴候》云：“以其病变，多发痈疽。”这就是现代医学所讲的“糖尿病足”。刘河间在《宣明论方·消渴总论》中指出消渴证“可变为雀目或内障”。元代张子和在《儒门事亲·三消论》中云：“夫消渴者，多变聋盲，疮癣，痤痱之类。”描述了该病发展后造成的并发症。

中医认为的禀赋不足包含现代医学的遗传因素，这也是糖尿病发病的重要原因之一。饮食不节，如长期过食肥甘厚味、辛辣刺激食物，以及过量饮酒，也是致病的重要原因。《备急千金要方·消渴》云：“三觞之后，制不由已，饮瞰无度，咀嚼、酱不择酸咸，积年长夜，酣兴不解，遂使三焦猛热，五脏干燥。”因而，饮食不节，即长期过食甘味，醇酒厚味，可以致脾胃运化失司，积热内蕴，化燥伤津，消谷耗液，发为消渴；五志化火，即长期过度精神刺激，情绪紧张，五志过极，火热内生，灼阴伤肺而失治节，肾阴亏损，水火不济，可致肾虚、肺燥、胃热，发为消渴；房劳、药害也能引起湿热或燥热内盛，肺、脾、肾阴亏，布津、受纳、运化及滋润功能失常，易发生消渴。

糖尿病最主要的病机就是阴虚内热。中医将糖尿病分成若干种证型：肺热津伤证、胃热炽盛证、气阴亏虚证、肾阴亏虚证、阴阳两虚证。不同的病因病机引发不同的证候。

糖尿病除了典型的“三多一少”症状之外，还会有皮肤瘙痒、反复尿路感染、出汗增多、视力下降等症状。有些患者还会出现餐前饥饿、心慌、头晕等低血糖症状，以及四肢发麻、全身乏力等症状。目前，绝大多数糖尿病患者的症状并不典型，很多人几乎没有症状，仅在体检时发现血糖升高，并无典型的“三多一少”症状。最易被忽视的就是体态较胖的糖尿病患者，因为人们普遍认为糖尿病患者应该身体消瘦，实际上体胖的糖尿病患者也很多见。

治以滋肾，健脾，除胃热，扶助正气。基础针方：三大俞（肾俞、脾俞和膈俞），小扶正或降压套穴，中脘。三大俞配穴少而精，蕴含着巨大的作用，三针六穴相伍，降糖效果明显。三大俞针对性极强，三穴分别针对上、中、下三消。三穴之中仅肾俞穴使用灸法，旨在滋补肾脏，提高肾功能；脾俞专以治疗脾胃虚热，针对中消；膈俞作为八会穴之“血会”治心火移热于肺，滋阴而泻上焦之热，故其针对上消。糖尿病的总病机是阴虚，故选用滋阴扶正的小扶正加中脘穴，以疏肝、健脾、理气，同时也有清除脾胃之热的功效，亦能扶助正气，使气血生化有源，提升人体正气。诸穴相伍，相辅相成，滋阴扶正，正气足，邪自退。

一般情况下，阴虚之证要滋肾阴，禁用灸法，但是单穴肾俞灸有特殊意义，此灸法主要针对肾脏自身病变，目的在于补益肾脏，提升肾功能。这与肾 8（灸）不同，肾 8 加灸补肾阳，肾 8 不灸滋肾阴。因此，在使用三大俞治疗糖尿病肾俞要加灸法，这也体现了三通法的法无定法。

二、病案举隅

【病案一】

患者，男，65 岁。因脑梗死后遗症（排除糖尿病并发症）偏瘫前来治疗。既往糖尿病 15 年，每天注射 30 U 胰岛素。在治疗偏瘫的同时，兼顾治疗糖尿病。初诊：左侧偏瘫，语言清楚，无呛水，左下肢痿软，行动尚能自主。

治以疏经通络，疏降血糖。针方：降压套穴，三大俞。每次治疗首先治疗偏瘫，然后以三大俞治疗糖尿病。治疗 1 个月后，患者偏瘫症状明显好转，行动基本自如，生活基本自理。血糖得到控制，胰岛素每天用量由 30 U 减至 25 U。继续治疗 1 个月，偏瘫之证继续巩固治疗，坚持三大俞治疗，患者胰岛素注射量减为 20 U，血糖稳定。继续治疗，胰岛素已减量至 15 U，目前仍在继续治疗。

【病案二】

患者，女，63 岁。查体发现血糖升高，口干，稍感乏力，无其他不适。二便调，眠可。既往高血压病史，药物控制良好。初诊：舌暗红，苔白腻。空腹血糖为 11.5 mmol/L，餐后 2 h 血糖为 16.7 mmol/L。

治以滋阴扶正，疏降血糖。针方：三大俞，肾俞加灸，隔日 1 次。患者未服降糖药及注射胰岛素，嘱控制饮食。治疗 2 次后，复查空腹血糖为 8.5 mmol/L，餐后 2 h 血糖为 13.2 mmol/L。治疗 5 次后，患者空腹血糖为 7.2 mmol/L，餐后 2 h 血糖为 11.9 mmol/L。治疗 8 次后，患者空腹血糖降至 6.5 mmol/L，餐后 2 h 血糖降至 9.7 mmol/L。继续巩固治疗。及时治疗糖尿病很重要，此处的治疗指的是针灸治疗，针灸介入越早，疗效越好。

【病案三】

患者，男，58 岁。在我处治疗风湿病，近 1 个月易口渴、尿中有沫，查餐后 2 h 血糖为 9.6 mmol/L。

遂在治疗风湿病套穴的基础上，加上三大俞，治疗 1 个月后，患者自述尿中沫已减少。继续治疗 1 个月后，患者尿中无沫，易口渴症状消失，复查餐后 2 h 血糖为 6.8 mmol/L，继续治疗。由此病案可见，三大俞的降糖效果非常显著。

第十八节 呃 逆

一、概述

呃逆是指胃气上逆动膈，以气逆上冲、喉间频频作声、声音急促而短、难以自制为主要表现的病证。其相当于现代医学中的单纯性膈肌痉挛。一过性呃逆是一种常见的生理现象。但是频繁或持续发作则可能由疾病引起。此证常见于膈下脓肿、胃炎、胃扩张、肝硬化晚期、尿毒症等多种疾病。

最早古代并无“呃逆”这一病名，仅有对呃逆症状的描述，《黄帝内经》中记载的“哕”即为本病。《素问·宣明五气》云：“胃为气逆，为哕。”《灵枢·口问》曰：“谷入于胃，胃气上注于肺，今有故寒气与新谷气，俱还入于胃，新故相乱，真邪相攻，气并相逆，复出于胃，故为哕。”呃逆之名在后世的医家著作中才出现。中医认为呃逆的病因病机主要是胃气上逆，外因则为风寒之邪侵袭。明代张景岳在《景岳全书·呃逆》中言道：“呃之大要，亦惟三者而已，则一曰寒呃，二曰热呃，三曰虚脱之呃，寒呃可温可散，寒去则气自舒也。热呃可降可清，火静而气自平也。惟虚脱之呃，则诚危殆之证。”三通法临床上接触到的呃逆为寒呃与热呃，其中寒呃占大多数，虚呃属于生命危象，在三通法临床上接触不到。张景岳对呃逆的论述，尤其对寒呃与热呃的区分十分重要，对于临床治疗呃逆指导意义明确且深远。按照古人的治病原则——“寒者热之，热者寒之”，临床可根据不同病因病机采取不同的治疗方法。

呃逆的发生多由饮食不节、情志失和、正气亏虚、六淫侵袭引起脏腑功能失调、气机不畅、升降失序、上逆动膈所致。中医将呃逆分为胃中寒冷证、胃火上逆证、气机郁滞证、脾胃阳虚证和脾胃阴虚证。不同的病因病机引发不同的证候。对于治疗呃逆，先辨寒热最为关键。

基础针方：胃 12，左章门，右合谷，带 2，上巨虚，下巨虚。对于呃逆严重者，必须火针点刺胃脘部诸穴（上脘、中脘、下脘、建里、关门、太乙、滑肉门、天枢、气海等），火针点刺膻中至天突穴。火针可温经通脉、疏经活络、祛滞除痞，在治疗中起着关键性作用。辨证时首先要辨明寒热（一般情况下，寒呃较多见）以决定对脐 4 是否使用灸法，诊断寒热的关键是舌苔与脉象。若为寒呃，一定要对脐 4 加灸法，脐 4（灸）可温中散寒、和胃降逆、温补脾阳以御寒邪侵袭；若为热呃，对脐 4 免灸法，但是仍然要使用火针点刺胃脘部，即无论寒呃还是热呃，都一定要扎火针。在针方中左章门、右合谷是个古方，能够宣泄气中之热，升清降浊，疏风散表，宣通气血，调畅气机。上巨虚、下巨虚穴也是一组非常关键的配穴，治疗此证妙在使用上巨虚、下巨虚清利肠道（凡胃气上逆病变，皆因下焦不通畅），下焦畅通才可保证上焦升降有序；下焦通畅，以助胃降，胃气和降，呃逆自退。

呃逆的治疗离不开艾灸和火针，温通法的温热功效在治疗中起着不可替代的作用。

二、病案举隅

【病案一】

患者，男，54 岁。呃逆 1 年半，中西医药物治疗基本无效。患者在工作、生活中频繁呃逆，带来很大不便，为此感到非常痛苦。初诊：血压略高，舌苔黄厚腻。

治以和胃降逆止呃。针方：背五 2，左章门，右合谷，胃 12（不灸），带 2，上巨虚，下巨虚。因患者表现为热象，故免灸。一诊后，患者饭后后背发热出汗（邪从汗出），呃逆次数明显减少，仅清晨时有呃逆现象。二诊针方：上脘、中脘、下脘毫火，左章门，右合谷，上巨虚，下巨虚，胃 12（不灸）。治疗后，患者呃逆痊愈，全身轻松，血压正常。继续巩固治疗。

【病案二】

患者，男，50岁。最近3天呃逆频频，痛苦异常，情绪波动大，经药物治疗无效，来我处针灸治疗。

治以疏肝健脾，和中降逆。针方：胃12，火针点刺胃脘部诸穴（上脘、中脘、下脘、建里、关门、太乙、滑肉门、天枢、气海等），上巨虚，下巨虚，左章门，右合谷，脐4（灸）。施针后，患者呃声停止，直至拔针未再发作，一针痊愈。火针点刺胃脘部诸穴，其热功效直接作用于病灶，在治疗中起到至关重要的作用。

【病案三】

患者，男，60岁。不明原因连续呃逆5天，心情烦躁，药物治疗无明显效果，前来我处治疗。

治以疏肝健脾，和胃降逆。针方：胃12，火针点刺胃脘部诸穴（上脘、中脘、下脘、建里、关门、太乙、滑肉门、天枢、气海等），上巨虚，下巨虚，左章门，右合谷。施针后患者呃逆停止，第二日稍有反复，发作时间较短。继续巩固治疗2次，患者痊愈，结束治疗。火针点刺胃脘部诸穴在治疗中具有关键作用，可调整胃腑功能，调畅气机，以降为顺，呃逆自退。

第十九节 胃 痛

一、概述

脾与胃同属中焦。胃主受纳，腐熟水谷，以降为顺，以通为用。脾主升清，以升为顺。脾胃相表里，共为“后天之本”。脾升胃降是人体气机的枢纽，气血生化之源。

胃痛又称“胃脘痛”，是指以胃脘近心窝处经常发生疼痛为主要表现的疾病。由于此证疼痛部位近心窝部，所以古人又称“心痛”“胃心痛”“心腹痛”“心下痛”等。《医学正传·胃脘痛》云：“古方九种心痛……详其所由，皆在胃脘，而实不在于心也。”后世医家对胃痛与心痛有了明确的区分：胃痛的病位在胃，而及于脾；而“真心痛”发生于心系等。二者有本质的不同，临床应加以区别。人体胃脘痛多见于胃气不降、胃气上逆、寒邪客胃、胃阴不足等，其中以胃气上逆、寒邪客胃者居多。胃痛的病因多为七情失和、肝气郁滞、胃失和降、饮食不节、寒邪侵袭等。中医将胃痛分成若干证型：寒邪客胃证、饮食伤胃证、肝气犯胃证、湿热中阻证、瘀血停胃证、脾胃虚弱证、胃阴不足证等。不同的病因病机引发不同的证候。现代医学胃痛多见于浅表性胃炎、萎缩性胃炎、十二指肠溃疡等。

胃痛临床多表现为胃脘部疼痛，其中可见餐前疼痛或餐后疼痛，大多伴有腹胀、嗳气、食欲不振，或有明显消瘦，疼痛可轻可重。还有些患者表现为吞酸、呕呃，有的遇寒加重，有的因进食凉、硬食物加重，虽症状各不相同，但是胃之阳气不足是最突出的病机之一。胃痛最忌寒凉，胃寒是胃痛的基础病因病机。情志失调也是胃痛的主要病机，忧思恼怒，伤肝损脾，肝失疏泄，横逆犯胃，脾失健运，胃气阻滞，均致胃失和降，而发胃痛。因此，调和脾胃首先要疏肝，这是解决脾胃问题的先决条件。

治以疏肝健脾，理气和胃。基础针方：胃 12。由于胃脘病大多属于阳虚之证，因此一定要有温阳的灸法介入和以温热功效著称的火针参与。胃 12 功于疏肝健脾、理气和胃，是治疗一切胃脘病变的基础方，根据病情适当地加减变化。针方中脐 4 不仅具有突出的温阳和胃功效，而且具有促进生化气血作用。根据“腧穴所在，主治所在”这一理论，脐 4 本身具有治疗脾胃病变的功效，功于升阳，与其他穴位相配伍，在治疗中起着至关重要的作用，加上灸法，使脐 4 温经通络、温阳和中的功效倍增，故尤其适用于疼痛症状严重、胃寒的患者。因为邪遇温则散，所以施用艾灸对于缓解胃脘痛患者疼痛、祛除其病邪效果非常突出。针对临床中病程较长、症状较重的患者，还可以采用脐4火后毫，也可以火针点刺关门、太乙、滑肉门、上脘、中脘、下脘、建里、天枢、气海等穴，施刺时火针不必烧红，采用一、二、三秒进针法的进针速度，不疾不徐，匀速进针，做到“针下有声，针后有晕”，深度不能小于0.5寸。火针温热、祛瘀、消炎的功效对于治疗、缓解病情作用极大。诸穴相伍，微通、温通法并用，可理气和中，扶正而祛邪。

在胃脘痛的诸多症状中，并非所有病证都可以用灸法，如果脉象滑数、舌苔黄腻者，脐4应免灸；胃热病证或胃阴不足者，脐4也应免灸；但是火针仍要介入。对病程过长或症状严重的胃痛患者，都可以使用火针参与治疗。火针对于顽症有着不可替代且举足轻重的作用。

二、病案举隅

【病案一】

患者，女，56岁。胃痛3年余，生气后加重，伴口苦、腹胀，大便干燥，2天1次，甚至1周1次。经中西医药物治疗，症状无缓解，前来求治，中医诊断：胃脘痛，肝气犯胃型。

治以疏肝理气，健脾利湿，和胃止痛。针方：胃12，胃脘部诸穴（上脘、中脘、下脘、建里、关门、太乙、滑肉门、天枢、气海等）火针点刺，上巨虚，下巨虚。一诊后患者胃脘疼痛大减，矢气增多，腹胀减轻，仍有隐痛，口干不欲饮，晨起加重，此乃脾虚运化无力，津液不能上布。继续治疗，针方同前，中脘用补法。治疗10次后，患者胃脘痛消失。针方中上巨虚、下巨虚通利下焦，增强肠道蠕动，患者大便1日或2日1次，口干消失，自觉脾气好转，情绪平稳，不再生气，结束治疗。随访1年，患者胃脘痛未复发，体重增加。火针与艾灸的温热、和胃降逆和温经止痛功效在治疗中起到重要作用。

【病案二】

患者，男，50岁。胃痛年余，加重2周。疼痛于空腹和进食冷、热食物后加剧，疼痛受情绪影响明显。身体日益消瘦，便溏，眠差。

中西医药物疗效欠佳，前来求治。

治以疏肝健脾，理气和胃。针方：胃12。治疗3次后患者症状无缓解。针方加上火针点刺胃脘部诸穴（上脘、中脘、下脘、建里、关门、太乙、滑肉门、天枢、气海等），治疗3次后，患者症状有所改善，疼痛程度减轻，但便溏加重。针方加上巨虚、下巨虚，继续治疗3次后，患者症状明显改善，便溏消失，睡眠安稳。又连续治疗10次，患者所有症状均消失，体重增加，情绪平稳，继续治疗。火针点刺胃脘部诸穴可温经舒络、理气、和中、降逆，其作用在本例治疗中充分彰显。

【病案三】

患者，男，52岁。1年前开始无诱因出现中上腹胀伴有隐痛，多在空腹时出现，进食后略缓解，偶有胃灼热、反酸，体重减轻，无呕吐，无嗳气，无腹泻、黑便。经西医检查诊断为“慢性萎缩性胃炎伴糜烂”，来我处治疗，诊断为胃痛，脾胃虚弱证。

治以疏肝健脾，理气和中。针方：胃12，火针点刺胃脘部诸穴（上脘、中脘、下脘、建里、关门、太乙、滑肉门、天枢、气海等）。治疗3次后，患者疼痛减轻，大便成形。治疗10次后，患者各种症状明显改善，体重增加。连续治疗2个月后，患者所有症状全部消失，食欲正常，大便调，睡眠质量好，胃脘部无不适感，继续治疗。火针强大的消炎止痛功效作用于胃脘部，对缓解病情、消除症状有直接作用，加上脐4（灸）温阳散寒、温经止痛的效果更为突出，火针与艾灸直接作用于病灶、病位，其温热功效直接渗入脏腑，故疗效显著。

第二十节　胃食管反流

一、概述

胃食管反流，属于中医“反流”“吞酸”“嘈杂”范畴。其临床主要表现为胃脘胀满、反酸或泛吐清水、嗳气、食欲不振、大便不调或大便干结、神疲乏力、口干口苦等症状。中医认为胃食管反流的病位在脾胃，因胃失和降、浊气上逆而致，一般与肝胆有关，肝失疏泄，横逆犯胃，脾失健运，胃气阻滞，脾胃气机紊乱，胃之和降功能受阻，使胃气挟热上逆，造成胃食管反流。《千金翼方》云："其人胸满不能食而吐，吐止者为下之，故不能食。设言未止者，此为胃反。"《丹溪心法》提出："翻胃大约有四，血虚、气虚、有热、有痰兼病。"戴思恭在《证治要诀》中指出："凡气吐者，气冲胸痛，食已暴吐而渴，始当降气和中。"古人以大局观、整体观总结了胃食管反流的病因病机，同时指出降逆和中是总的治疗原则和方法。

治以疏肝健脾，理气和胃，降逆除痞。基础针方：胃 12，上巨虚，下巨虚，膻中至天突（璇玑、华盖、玉堂、中庭、鸠尾、天突）火针点刺，然后针刺膻中或膻 3。针方中胃 12 疏肝健脾，理气和胃，以降为顺；上巨虚、下巨虚通利下焦，使下焦通畅以助胃降。胃食管反流主要表现为食管的不适，火针点刺膻中至天突充分利用了火针消炎化瘀、疏经通络的特点，对食管的炎症对症治疗，具有极强的针对性，作用直接而且显著。膻中或膻 3 可宽胸利膈、理气散瘀、降逆除痞，在治疗中起着重要的作用。

有一点需要注意，脐 4 是否使用灸法？这要根据患者舌苔、脉象、症状来决定。阳虚之证必须加灸；阴虚之证则免灸。若泛酸（包括吞酸和吐酸）严重还要加阳陵泉穴以降酸。

在胃 12 疏肝健脾、理气和胃的基础上加膻中（膻 3）、上巨虚、下巨虚形成了和胃降逆的合力，诸穴配伍，尤其艾灸与火针的介入，可疏肝胆、和脾胃、清下焦、促和降，标本兼治，扶正祛邪。

二、病案举隅

【病案一】

患者，女，50 岁。烧心、反酸多年，纳呆，便秘，伴食管烧灼感并泛吐清水，尤以平卧时为甚，前来就医。

治以疏肝健脾，降逆和胃。针方：胃 12，火针点刺膻中至天突，膻 3，上巨虚，下巨虚。针治 1 次患者顿有舒适感，食管烧灼感明显减轻。治疗 3 次后，患者胃食管反流症状明显减轻，大便改善。治疗 10 次后，患者胃食管反流症状消失，便秘消失，食管烧灼感消失。胃 12 本身具有健脾、和胃、降逆的功效，在此基础上加入火针，可发挥疏经通络、祛除瘀滞、疏通食管的功效，这在治疗中起到了重要作用。继续巩固治 1 周，患者满意，结束治疗。

【病案二】

患者，女，46 岁。反酸、烧心 1 个月，加重 1 周，伴胃脘胀满，泛吐清水，嗳气，食欲不振，神疲乏力，口干，大便不调或干或便秘。初诊：舌苔厚腻，脉滑。

治以疏肝健脾，和胃降逆。针方：胃 12（免灸），阳陵泉，膻中至天突火针点刺，膻 3，上巨虚，下巨虚。针灸治疗 5 次后，患者烧心、反酸均有缓解，大便稍好，乏力稍缓。继续针灸治疗 5 次，患者所有症状均减轻，嗳气和口干消失，食欲增加。继续治疗 10 次后，患者所有症状消失，结束治疗。随访 2 年，未复发。火针点刺膻中至天突将火针的热功效直接作用于病灶，针对性极强，可有效治疗胃食管反流。阳陵穴可有效扼制胃反酸，祛除症状。

【病案三】

患者，女，46 岁。胃脘痛，烧心、反酸、吐清水 3 个月余，加重 1 周。脘腹胀满，反酸，吐清水，嗳气，纳呆，偶因进食冷硬食物诱发，并伴胃脘痛，大便不调或有便秘，神疲乏力，精神不佳，前来求治。

治以疏肝健脾，理气和胃，通利下焦，畅通气机。针方：胃 12，火针点刺膻中至天突，膻 3，上巨虚，下巨虚，阳陵泉。治疗 3 次后，患者症状有所改善。治疗 5 次后，患者胃脘痛明显缓解，反酸基本消失，大便稍畅通。继续治疗 5 次以后，患者症状全部消失，体重增加。继续治疗。针灸治疗中火针点刺膻中至天突直接作用于病灶，有效治疗胃食流反流；上巨虚、下巨虚促进肠道蠕动，通利下焦，促进胃降，调畅了气机，起到关键的治疗作用。

第二十一节　胃　下　垂

一、概述

在正常情况下，人体直立时胃的最低点一般不低于脐下二指，否则为胃下垂。胃下垂多因腹壁的紧张度发生变化、腹壁脂肪缺乏和肌肉松弛、腹压减低引起。平素身体虚弱和胸廓狭长者容易患此病。平时身体肥胖但因某种原因骤然消瘦者，以及生育过多的妇女，也容易患胃下垂。

胃下垂临床主要表现为消瘦，乏力，纳呆，食后胸脘胀闷不适、腹下坠感，推腹有振水声，以及嗳气、恶心、头晕、心悸等症状。

中医称胃下垂为“胃缓”，这一名称首见于《黄帝内经》。《灵枢·本脏》云：“脾应肉……肉䐃不称身者胃下，胃下者，下管约不利，肉䐃不坚者胃缓。”古人以症状描绘病情，《金匮要略》曰：“其人素盛今瘦，水走肠间，沥沥有声……”这里论述的症状颇似胃下垂的症状。中医认为本病虽在胃，但与肝脾关系密切。其病机包括两方面：①素体虚损，肝气失调，横逆犯胃，日久脾虚，木乘其土，致中气下陷，升举无力，造成胃下垂；②脾主肌肉而司运化，脾虚则运化无力而失常，肌无所生，中气下陷而无力升举，故发此病。

治以温补脾阳，升阳举陷。基础针方：胃 12（四神聪改百会），火针点刺胃部诸穴。百会穴属督脉，为百阳之会，主功提升阳气，只有升阳才能举陷，故百会主治脱肛、阴挺、胃下垂等证。胃 12 功于疏肝、健脾、理气、和胃。治疗中的关键操作是火针点刺胃脘部诸穴（上脘、中脘、下脘、建里、关门、太乙、滑肉门、天枢、气海等)，其可调整脾胃功能，激发经气、阳气以升腾，提升下垂之胃。火针点刺时应以一、二、三秒进针法的速度匀速进针，做到“针下有声，针后有晕”，针刺深度不能小于0.5寸。治疗中，中脘穴的作用也很关键，中脘既可调整脾胃，又可升阳举陷，此穴可火后毫或直接毫火。针方中脐4加灸可使温阳、升阳功能倍增，火针与艾灸的温热、活血化瘀和疏经通络的功效在治疗中起着至关重要的作用。

此证属于慢性病、疑难病，需要长期治疗，欲速则不达，治疗应从扶正开始，逐步提升患者正气和患者的生命力。平和的心态、良好的精神风貌、科学的饮食结构及规律的生活起居均是治愈此证的基础保证。

二、病案举隅

【病案一】

患者，女，26岁。18岁时患胃下垂，20岁时因病辍学。患者不能进食，只能靠进食营养粉生存，但一旦食用稍多，就有上腹胀痛、胃下坠感，伴便秘，因此不得不严格控制营养粉的摄入量。由于营养不良，患者身体消瘦，体重仅30 kg。经中西医药物治疗，效果不佳，遂前来我处治疗。

治以疏肝健脾，升阳举陷。针方：胃12（四神聪改百会），火针点刺胃脘部诸穴（上脘、中脘、下脘、建里、关门、太乙、滑肉门、天枢、气海等)，针灸10次后，患者病情基本无变化。治疗1个月后，患者症状仍无变化，只是营养粉摄入量有所增加。治疗2个月后，患者胃脘部的疼痛、下坠感逐渐减轻，大便量有所增加。继续治疗1个月，患者病情进一步好转，可以喝粥。火针的温热功效直接作用于病位，对于胃功能的恢复起着重要作用。

由于经济问题，患者返回家乡，其父接受了三通法的培训并掌握了基本针法，并在三通法专家指导下继续给患者施针治疗，使患者症状得到进一步改善。

【病案二】

患者，女，50岁。半年前，突感到食后胃脘胀满而痛，小腹有下坠感，继而出现食欲减退、乏力、恶心、嗳气、便秘、头晕及心悸等症状，逐渐加重，日渐消瘦。西医确诊为胃下垂，后经中西医药物治疗，无明显效果，前来求治。

治以疏肝健脾，升阳举陷。针方：胃12（四神聪改百会），火针点刺胃脘部诸穴（上脘、中脘、下脘、建里、关门、太乙、滑肉门、天枢、气海等）。治疗10次后，患者症状有所缓解，腹部下坠感仍在。又治疗1个月，患者症状稍有改善。效不更方，继续治疗1个月，患者症状大有好转，腹部下坠感大为减轻。再继续治疗1个月，患者所有症状均消失，经西医检查，胃基本复位。巩固治疗1个月，结束治疗。火针的活血化瘀、舒畅气机的功效在治疗中起着关键性的作用。

【病案三】

患者，女，40岁。5年前确诊为"胃下垂"。平日胃脘部胀满而痛，小腹有下坠感，尿频，形寒肢冷，食欲极低，稍多食则胃脘部疼痛、胀满、下坠感加剧，不能食用偏凉、偏硬食品，平日以稀、软食物为主，且不可多食。经中西医药物治疗无果，前来求治。初诊：形体消瘦，面色萎黄，情绪低落。

治以疏肝健脾，理气和中，升阳举陷。针方：胃12（四神聪改百会），胃脘部诸穴（上脘、中脘、下脘、建里、关门、太乙、滑肉门、天枢、气海等）火后毫。隔日治疗1次，连续治疗1个月，患者症状稍有改善，食欲稍好转，胃脘部疼痛、胀满略减轻。继续治疗1个月后，患者症状明显好转，形寒肢冷消失，情绪改善，经西医检查下垂的胃有所提升，继续治疗中。火针点刺胃脘部诸穴调整了脾胃功能，使脾升胃降、气机畅通，起到关键作用。

第二十二节　泄泻与便秘

一、概述

泄泻是以粪便稀薄、甚至如水样、排便次数增加为主要表现的病证。便秘指粪便干燥、坚硬，排出困难，排便次数减少或虽有便意但排便困难的病证。套穴 18 通可以治疗各种大便问题，既可治疗泄泻，也可治疗便秘，这也充分说明针灸穴位具有双向调节作用。

由于病因病机不同，用 18 通治疗大便问题需要根据病情的不同在其基础上加减穴位或改变针法，必要时加艾灸或火针以应对复杂的病情。如病情严重或久治不愈之证，就需要火针参与，寒邪较重的病情，还必须加上灸法，以温阳固摄。对于有严重、病程较长的肠道问题患者，火针的活血化瘀、清热解毒、消炎止痛的功效在治疗中起着至关重要的作用。艾灸的温阳固摄、温经祛湿、温通下焦的作用在治疗中亦充分彰显，所以必须微通法、温通法两法并用才能有效地治疗肠道问题。大便异常的问题必须通利下焦，只有下焦畅通，人体气机才能升降有序。

1．泄泻

泄泻其在临床上属多发病、常见病，多由肠道问题引起。历代医籍对此证论述颇详，名称亦颇多,《黄帝内经》始称之为“泄”，如“濡泄”“洞泄”“飧泄”“注泄”及“溏糜”等,《伤寒论》则称之为“下利”。病因多为外感和内伤。情志失和、脏腑虚弱、饮食不节（洁）、感受外邪均可导致泄泻的发生。其病位在脾胃与大肠、小肠，与肝肾也有密切关系，病机不外乎脾虚与湿盛两个方面。《素问 · 举痛论》认为泄泻病机为：“寒气客于小肠，小肠不得成聚，故后泄腹痛矣。”《灵枢 · 师传》云：“胃中寒，则腹胀……胃中寒，肠中热，则胀而且泄。”《古今医鉴》云：“夫泄泻者，注下之症也。盖大肠为传送之官，脾胃为水谷之海，或为饮食生冷之所伤，或为暑湿风寒之所感，脾胃停滞，以致阑门清浊不分，发注于下而为泄泻也。”古人认为，泄泻的主要病机为湿与寒，均与阳虚有关，阳虚是泄泻的总病机。因此，温阳则是最重要的治疗原则，温阳补脾、温阳利湿、温阳止泄等治疗方法均以温阳为主要治疗原则。但泄泻也有寒热之分，所以是否使用艾灸应根据病因来决定。中医将泄泻分成暴泻与久泻两类，暴泻又分为寒湿证、湿热证、食滞证，久泻又分为脾胃虚弱证、肝气乘脾证、肾阳虚弱证。不同的病因病机引发不同的证候。

三通法治疗泄泻皆以疏肝、健脾、理气、温阳、通利为主。基础针方：18 通，快针点刺咳喘 10。若病情严重、久治不愈，则加上火 5，火针的温热、化瘀祛痞、温通下焦、消炎功效在治疗中都起至关重要的作用。肾阳虚弱证要加上肾 8（灸），对于温补脾肾阳虚作用非常突出。

针方中 18 通是专门治疗大便问题的套穴，因穴位的双向调节作用，故其可以治疗各种大便问题（便稀、便干、便秘）。18 通中的脐 4 加上灸法，具有突出的温阳作用，可温阳健脾、温阳化湿、温通下焦，是扶正祛邪的典型套穴。此外，18 通直接针对泄泻的病机，将大扶正所产生的合力，由上巨虚、下巨虚引至病所，直接作用于病证，即直接作用于肠道病变，同时上巨虚、下巨虚二穴本身具有调节大肠和小肠功能的作用，所以 18 通是治疗肠道病变针对性极强的套穴。

在泄泻的病因病机中，对于肾阳虚引发泄泻者，还须加肾 8（灸），以温补肾阳，扶助先天之精，提升人体正气，调节脏腑功能而止泻。尤其泄泻中的“五更泻”需要 18 通和肾 8（灸）共同治疗。中医认为，五更泻主要由于脾肾阳虚所致，病久渐虚，脾病损肾，造成肾阳不足，命门火衰，不能蒸化而致病；黎明之际，阴气盛，阳气未复，脾肾阳虚者，胃关不固，隐痛而作，肠鸣即泻。《景岳全书·泄泻》云：“盖肾为胃关，开窍于二阴，所以二便之开闭，皆肾脏之所主，今肾中阳气不足，则命门火衰，而阴寒独盛，故于子丑五更之后，当阳气未复，阴气盛极之时，即令人洞泄不止也。”此证必须温补脾肾阳气方可治愈，故采用18通加肾8（灸）治疗此疾。艾灸的温热功效大大地激发人体阳气，阳气足则寒湿之邪去矣。针对严重、久治不愈的病证还要有火针的参与，艾灸与火针在治疗中均不可或缺。火5的使用应采用一、二、三秒进针法的进针速度，匀速进针，不疾不徐，深度不能小于0.5寸，做到“针下有声，针后有晕”，离穴不离经，避开石门穴。

在治疗泄泻时一般都是采取通利下焦、固摄止泻的治疗方法，但是，并非所有泄泻都是采取这种方法，比如肠炎、痢疾就不能按此法来治疗。肠炎与痢疾一般是细菌、病毒、寄生虫等（即古人所说的“疫毒”）引起的炎症，临床以脓血便、赤白相间、便中有大量黏液、里急后重等多见。其病位在肠，与脾胃密切相关，病机为湿热、疫毒、寒湿结于肠腑，气血壅滞，脂膜血络受损，化为脓血便，古代文献称为“时疫痢”“疫毒痢”。此病具有传染性，不能以固摄止泻为治疗方法。行之有效的针方应为：小扶正，中脘，火5，上巨虚，下巨虚，快针点刺咳喘10，肾8（灸）或痛10（灸）。针方中小扶正疏肝、健脾、理气，此方在补益后天的基础上加上中脘穴，增加补益气血的功效，小扶正加中脘产生的合力由上巨虚、下巨虚引领，直达病所，同时上巨虚、下巨虚是大肠和小肠的下合穴，本身具有促进肠道蠕动的功能而通利下焦，使有毒之物排出体外，这是在扶正的基础上以通为用。火5本身具备温通经络、消炎化瘀的功效，可针对性治疗肠内炎症，且直接作用于病所，故其疗效直接。快针点刺咳喘10是基于“肺与大肠相表里”的中医理论，宣肺以加强大肠功能。肾8（灸）或痛10（灸）的使用可增强肾功能以“司二便”，痛10是距大肠最近的套穴，作用更为直接。此套针法的目的是促排而不是止泻，将有毒之邪排出体外是最主要的治疗思路。治疗此证必须使用火针，其作用和疗效也很突出。

2．便秘

大便问题还有一类就是便秘。便秘是以排便次数减少、大便秘结不通为主要特征，同时有排便困难或见粪便干结，一般多见于老年人。部分便秘者大便并不干燥，中医称之为“气虚便秘”。便秘在古代称为“脾约”“大便难”“秘涩”“后不利”等。正气不足、气机不畅是便秘的总病机，其病位在肠道，与肝、肺、脾、肾均有密切关系。《诸病源候论·大便病诸候》云：“大便难者，由五脏不调，阴阳偏有虚实，谓三焦不和，则冷热并结故气。”大便的排出与大肠的传导直接相关，这种传导有赖于正气的推动和津液的濡润，若气虚则无力排出，气滞则无力下行，津液枯竭则停积不动，皆可造成便秘。18 通仍是治疗便秘的首选套穴，余针方为快针点刺咳喘 10 和痛 10 火后毫加灸。18 通疏肝、健脾、理气、养血、润肠而通便，18 通所形成的合力由上巨虚、下巨虚两穴引至病所，同时上巨虚、下巨虚两穴本身也具备增强肠道蠕动的功能。咳喘 10 基于“肺与大肠相表里”的中医基础理论提高肺经功能而助通便。痛 10 套穴位于骶骨，是离肠道最近的套穴，古人言：“腧穴所在，主治所在。”所以痛 10 亦能治疗肠道病变（尤其针对排便无力的症状）。痛 10 可以火后毫或直接毫火。对于病情严重者，可痛 10 火后毫加上艾灸，既可温煦、濡润肠道，也能温肾阳、补正气，增强肾“司二便”之功效。

火针与艾灸在治疗肠道病变时作用非常显著。温补脾阳、肾阳非艾灸莫属，活血通经、化瘀消炎当属火针，这也是温通法突出的特色。

二、病案举隅

【病案一】

患者，女，85 岁。大便频繁，白天 10 余次，夜间 4～5 次，身心疲惫，精神紧张，情绪不安，彻夜难眠。经西医住院治疗 2 个月，未查明病因，症状未得到控制，来我处治疗。

治以疏肝潜阳，通利下焦。针方：降压套穴，上巨虚，下巨虚，双内关透郄门，神门，火 5，肾 8（不灸），快针点刺咳喘 10。因患者有高血压，故未采用 18 通，而选用了降压套穴。由于患者久治不愈，昼夜不得安宁，情绪波动极大，因此加上内关透郄门、神门，以安心神。三诊过后患者症状有所改善，大便次数减少，夜间仅大便 1 次，有较长的睡眠时间。治疗 10 次后，患者每日大便 2～3 次，夜间不再大便，精神放松，睡眠明显改善。连续治疗 2 个月后，患者症状全部消失。火 5 在治疗中作用突出，火针以其温热功效直接作用于肠道，增强肠道功能；上巨虚、下巨虚可调整肠道，有序排便；肾 8 可补肾益气而增强司二便功能。

【病案二】

患者，男，60 岁。3 个月来每天凌晨因腹痛痛醒，表现为小腹绞痛，需立即大便，便溏，粪便中有不消化物质，便后腹痛消失，前来求治。经辨证确诊为五更泻，属脾肾阳虚之证。

治以温阳补肾，通利下焦。针方：18 通，肾 8（灸）。三诊后患者症状缓解，系阳气升发，抑制阴气使然。五诊后患者症状消失。继续巩固治疗 5 次，患者满意，结束治疗。因升阳使其阴阳相对平衡，阳升则阴气收敛，故症状消失。脐 4（灸）与肾 8（灸）的温阳益气功效在治疗中起着重要作用。

【病案三】

患者，女，65 岁。便秘多年，一般 4～5 天排 1 次大便，而且排便困难、费力，大便虽不干燥，但用时却超过 40 min，遂对排便有恐惧感，长年依赖药物，并伴有失眠，前来求治。

治以益气安神，通利下焦。针方：18 通（免灸），内关透郄门，神门，痛 10 火后毫。患者长期便秘造成情绪失衡，可谓“久病伤神”，故加上内关透郄门、神门以安神定志。一诊后患者自述排便较前用时缩短，这是由于痛 10 火后毫增强了患者排便力量，同时痛 10 的位置在骶骨上，是距离肠道最近的套穴，可以直接作用于病灶，对促进排便更为直接，故排便时间减少。二诊后患者排便较顺畅，用时更短，睡眠改善。五诊后患者基本每天排便，偶尔 2 天 1 次，用时明显缩短。十诊后患者排便顺畅，睡眠安稳，结束治疗。18 通套穴是在大扶正的基础上加上巨虚、下巨虚而成，可扶助正气，人体正气提升也使排便功能增强。

【病案四】

患者，女，45 岁。泄泻 3 个月，中西医药物治疗效果不佳，后在别处针灸 15 次未见效［选用的针方是 18 好，隐白，肾 8（灸）］，前来我处治疗。患者便中有大量黏液，脓血便，里急后重，经辨证诊断为肠炎。

治以活血化瘀，通利下焦，清热解毒。针方：小扶正，中脘，上巨虚，下巨虚，火 5，痛 10 火后毫。治疗 3 次后，患者里急后重消失，便中脓血消失。火针的活血化瘀和消炎止痛功效在治疗中起到重要作用。治疗 10 次后，患者症状全部消失。由于患者不是普通泄泻，不能采用 18 通固摄的方法，要促进排泄，将肠道中的有毒糟粕排出体外，为邪留以出路。痛 10 是距肠道最近的套穴，同时火针对肠道炎症也有重要的治疗作用，火后毫的温热功效直接作用于病灶，在治疗中也起着重要的作用。之前的针灸治疗强调固摄止泻，看似没有问题，实际上对疾病的认识不足，对于肠炎治疗的重点不是固摄，而是促排，促进将有毒糟粕排出体外才能取得治疗效果。

第二十三节 肾 病

一、概述

肾病是肾脏病变的统称，泛指各种原因引起的肾脏结构和功能的改变，如现代医学的肾小球肾炎、肾病综合征、间质性肾炎等，以及由原发病变引起的肾性贫血、肾性高血压、肾衰竭等，临床表现为水肿、腰痛、血尿、蛋白尿、少尿、肾功能指标异常等，均为肾脏结构和功能异常所造成的病证，是较为难治的疑难杂症。这些病变都属于温通法治疗范畴。

按照三通法临床理论，肾脏系统病变指的是腰腿痛、股骨头病变、痿证、泌尿系统和生殖系统病变等；肾病是指肾脏本身的病变，是肾功能异常引发的疾病。在临床上，肾脏系统病变和肾病的治疗方法是有区别的。肾脏系统病变使用的是肾 8 套穴，肾 8 是补益先天之精的套穴，可温经补肾、强腰壮骨、通脑生髓。治疗肾病使用的是肾俞穴，一般采取单穴肾俞艾灸 1 h 以上，这是专门针对肾脏本身病变调节肾功能的重要方法。

但是，无论肾脏系统病变还是肾病，都要用温通法，都要用灸法。二者的区别是肾病一定要艾灸 1 h 以上（1 h 是最低限度），特殊病变如尿毒症，都要灸 2～3 h，甚至 4 h。这种治疗方法在临床上是行之有效的。艾灸通过温热的功效将补益之功输入体内、脏腑、经络，针对性地调节脏腑功能，激发经气，升发阴阳二气，使脏腑功能加强而祛除邪气。温补肾气是调节肾功能最直接、最有效的办法。

肾虚是人体的一种常态，古人有“肾无实证”的说法，也就是说，先天之精始终都是需要补益的，肾脏需要补肾阳和滋肾阴才能保证先天之本的旺盛。肾 8（灸）便是针对人体这一需求组成的套穴，可补益肾脏，也可治疗由于肾虚造成的各种病变，如腰腿痛、呼吸系统病变、肝阳上亢、自汗、盗汗、精神萎靡等。

现在讨论的所谓肾病既包括现代医学疾病，如肾炎、肾性贫血、肾性高血压等，也包括中医所说的肾虚，但主要是肾脏本身的病变。这些疾病基于西医理化指标有着非常明确的界定，并可以进一步评估病变的位置、性质、预后等，中医应借鉴西医的检查手段诊断病情，结合中医理论辨证施治。以单穴肾俞艾灸至少 1 h（最低限度）遵循古人“虚则补之”的原则，以艾灸温煦之功温阳补肾，旨在益肾填精，壮骨生髓，滋补肾气，提升元气，提升精元，提升人的精、气、神。需要着重提出的是，在单穴肾俞艾灸的同时，也要悬灸命门穴。命门穴出自《针灸甲乙经》，为元气之根本，生命之门户，在治疗肾病的过程中充当“无名英雄”，起着至关重要的作用。艾灸肾俞之前，本着古人“虚则补其母”的治疗原则，首先要快针点刺咳喘 10 调整肺脏功能和肺气以达到“金生水”之寓意，这也是三通法临床治疗整体观、大局观的体现。

辅助治疗肾小球肾炎、肾性贫血等证还要选用大扶正，治疗蛋白尿选用 18 好，治疗肾性高血压选用降压套穴，整体考虑，综合治疗。肾病多以虚证为主，一般采用大扶正，因为针方中脐 4 加灸可温补脾阳，调和气血，激发人体阳气，使气血生化有源，扶正人体正气。肾衰竭也使用相同的治疗方法。在悬灸脐 4 的同时，也应悬灸神阙穴，此穴与命门穴一样，也是元气之根，是另一个“无名英雄”，在治疗中也起着至关重要的作用。在古籍中有很多艾灸神阙穴治疗各种虚证的记载。

肾性高血压在中医上就是“水不涵木”的具体体现。西医认为此病是由于肾脏实质性病变和肾动脉病变引起的高血压，因此针对原发病保护肾功能是治疗肾性高血压的关键。在三通法临床应用中，治疗阳亢之证一般均采取肾 8 不灸，以滋阴为主；但针对肾性高血压采用单穴肾俞艾灸，这是因为肾性高血压的病机在于肾功能失调，不同的病因采用不同的方法，所以治疗肾性高血压采用快针点刺咳喘 10、艾灸肾俞 1 h 以上和降压套穴。中医认为高血压属于肝阳上亢之证，属于降压套穴的治疗范畴。此证的治疗方法基于中西医结合，西医确诊，中医方法治疗。

综上所述，上述诸病的病位均在肾，因此治法均以治肾为主，针、灸并用，重在灸法。根据病情选择套穴、决定艾灸时间的长短，根据具体症状（如睡眠问题、消化问题、大便问题等）对针方进行加减。总之，肾病一般属于虚证，治疗应以升脾阳、温肾阳为主，扶助、提升人体正气，温阳补虚。肾病属于疑难病、顽症，病程均较长，需要长期治疗，患者应对套穴和灸法树立信心，这样才可能战胜顽疾。

二、病案举隅

【病案一】

患者，女，42岁。患“肾性贫血”多年。表现为全身无力，倦怠，形寒肢冷，腰膝酸软，西医实验室检查示肾功能不全，前来我处求治。初诊：面色苍白，舌淡苔白，脉沉细。

治以温补肾阳，温阳补虚，益气养血。针方：单穴肾俞艾灸1 h以上，大扶正，血海，隐白。治疗5次后，患者症状、病情无变化。治疗10次后，患者症状有所缓解，自觉身体较之前有力气了，腰膝酸软缓解。治疗1个月后，患者症状明显减轻，面色好转，睡眠安稳，肾功能指标有所改善。治疗2个月后，所有症状均消失，肾功能指标接近正常，贫血指标亦有所改善。治疗3个月后，患者肾功能指标正常，贫血指标接近正常值，患者自行结束治疗。艾灸尤其是肾俞艾灸1 h以上发挥温阳补虚的功效，是治疗的关键，对治疗此证具有重要作用。脐4加灸可温阳补气、温阳调血，与单穴肾俞艾灸合用对于调节肾功能非常重要。肾性贫血是西医的说法，在这里借鉴了西医的发病机制理论进行治疗。

【病案二】

患者，女，40岁。突发高血压，血压190/120 mmHg，情绪紧张，检查肾功能指标异常，诊断为“肾性高血压”。患者本身无明显症状，仅血压高时略感头晕。经中西医药物治疗，效果不佳，来我处求治。

治以补益肾气，疏肝潜阳。针方：单穴肾俞艾灸1 h以上，降压套穴，内关透郄门。治疗5次后，患者血压降至160/100 mmHg，肾功能指标无变化。治疗10次后，患者血压降至140/90 mmHg，头晕症状消失，肾功能指标忽高忽低。治疗1个月后，患者血压降至130/80 mmHg，基本稳定。继续治疗 1 个月后，肾功能指标逐渐恢复正常，血压稳定在正常值以内。继续巩固治疗。肾俞艾灸 1 h 以上对于肾功能的调节与恢复至关重要。此例借鉴西医关于“肾性高血压”发病机制的认识，治疗以改善肾功能为主，肾功能恢复正常，高血压自然痊愈。

【病案三】

患者，男，16 岁。检查出蛋白尿 3 年。身体乏力，小便泡沫多，不能剧烈运动，无其他症状。尿常规显示尿蛋白阳性。

治以温补肾气，清湿除热。针方：单穴肾俞艾灸 1 h，小扶正，中脘，关元，复溜留针 15 min。针灸 3 次后，患者小便泡沫消失，体力略增。治疗 10 次后，患者尿蛋白呈阴性，体力充沛。继续治疗中。艾灸肾俞 1 h 对于肾功能的恢复非常重要。

【病案四】

患者，女，53 岁。于 1 年前逐渐出现全身水肿，乏力，小便量少，西医诊断为“膜性肾小球肾炎”，经药物治疗，水肿减轻。近来水肿加重，伴头晕、乏力、尿少，来我处求治。既往有高血压、糖尿病、高脂血症病史。初诊：双下肢水肿，舌淡苔白，脉细。查尿常规示蛋白尿，肾功能指标异常。

治以温阳益肾，疏肝理气，升清降浊。针方：降压套穴，火 5，复溜，单穴肾俞长灸每次 2 h。治疗 5 次后，患者症状基本无变化。继续治疗 10 次后，患者水肿略有消退，小便量稍有增加。继续治疗 1 个月，患者症状好转，头晕减轻，血压略有下降。间断性治疗 5 个月后，患者双下肢水肿消失，无乏力，小便量正常。其间曾出国旅行 2 个月，未有症状反复。又继续治疗 2 个月，患者血肌酐、尿总蛋白、尿白蛋白、尿蛋白等肾脏相关指标均正常，患者满意，结束治疗。因患者肾功能指标异常，应特殊处理，艾灸肾俞 2 h 在治疗中起着关键性作用。此病是经西医确诊，采用中医治疗，调节肾功能为首要治疗方向，艾灸肾俞 2 h 是三通法的特色疗法之一，实践证明其行之有效。

第二十四节 淋 证

一、概述

淋证是以小便频数短涩，淋沥刺痛，小腹拘急、隐痛为主要表现的病证。古人又称淋证为“淋”“淋溲”“淋闷”。张仲景认为此证“热在下焦”,《中藏经》认为淋证是全身性病证，五脏不通、六腑不和、三焦痞涩、营卫耗失等皆可导致此证。《诸病源候论·淋病诸候》明确指出了淋证的病位在肾和膀胱，并论述了两者之间的脏腑关系：“肾虚则小便数，膀胱热则水下涩。数而且涩，则淋沥不宣，故谓之为淋。”巢元方在《诸病源候论·淋病诸候》中对于淋证的病机进行了高度概括，指出：“诸淋者，由肾虚膀胱热故也。”这种以肾为本、膀胱热为标的淋证病机理论具有重要的指导意义，成为多数医家临床诊治淋证的主要依据。

淋证类似于现代医学的尿路感染、尿路结石、急慢性前列腺炎、乳糜尿及尿道综合征等。西医认为淋证的主要病因是炎症，因此抗炎是主要的治疗手段。中医认为淋证的主要病因为外感湿热、饮食不节、情志失调、劳伤、体虚等；主要病机为肾虚、膀胱湿热、气化失司等。肾与膀胱相表里，肾气的盛衰直接影响膀胱的气化与开阖。淋证日久不愈，热伤阴，湿伤阳，易致肾虚；肾虚日久，湿热秽浊之邪侵入膀胱，发为淋证。《诸病源候论·淋病诸候》将淋证分为七淋：石淋、劳淋、气淋、血淋、膏淋、寒淋、热淋。淋证的临床主要表现为小便频急、滴沥不尽、小腹拘急、痛引腰腹等。病久或反复发作常伴有低热、腰痛、小腹坠胀、疲劳等症状，严重的还会出现血尿、尿液浑浊等。

现在所论述的淋证多属于尿路感染范畴，肾气亏虚和膀胱湿热是本病的主要病因，所以治疗要从扶助正气和通利下焦两方面入手。基础针方：火 5，18 好（免灸），复溜，咳喘 10（快针点刺），肾 8（灸）。针方中 18 好疏肝健脾，理气养血，调和冲任，扶助后天之本，化生气血，清利下焦湿热，考虑到膀胱有热，故免灸。现代医学认为淋证系因炎症之故，所以利用火针的祛瘀除滞、通络消炎之功效，针对性极强。针方中火 5 操作时，火针不必烧红，采用一、二、三秒进针法的进针速度，匀速进行，不疾不徐，做到“针下有声，针后有晕”，腹部 5 条线的长度为自脐下至水道穴水平线上，深度不能小于 0.5 寸。火针施刺时离穴不离经，避开石门穴。充分发挥火针祛湿热、除瘀滞的功效在治疗中起关键作用。复溜穴属足少阴肾经，五行属金，为本经金穴，金生水，故为肾经母穴，故有温肾利水、通利下焦、滋补肾阴的作用，也是三通法临床治疗泌尿系统疾病的要穴。快针点刺咳喘 10 源自“肺为水之上源”的中医理论，肺通调水道以助膀胱之开阖。肾 8 益气养肾，颐养先天，主开阖，司二便。根据人体阴阳的变化决定是否加灸法，肾 8 加灸可补肾阳，肾 8 免灸可滋肾阴，因病治宜，法无定法。

二、病案举隅

【病案一】

患者，女，42 岁。尿急、尿频、尿痛，伴小腹疼痛 2 个月余。检查尿常规示上皮细胞 157 个 /μl，尿培养示菌落计数 7438 个 /ml，诊断为“尿路感染”。患者希望采用中医治疗，遂来我处求治。初诊：舌红少苔，脉弦数。

治以清热化湿，通利下焦。针方：18 好（免灸）毫火，痛 10 毫火。一诊后患者尿频、尿急、尿痛明显好转。治疗 5 次后，患者尿常规上皮细胞 32 个 /μl，尿培养菌落计数 3160 个 /ml。十诊后患者所有症状消失，尿常规和尿培养检测未见异常。毫火在治疗中的作用非常重要，其温热、温调水道、消炎祛瘀的功效直接作用于病灶，使得疗效显著。

【病案二】

患者，女，45岁。自述经常出现小腹拘急、隐痛，小便艰涩，淋漓不畅，尿道有热痛感，尿液浑浊；情绪波动较大，经常无缘由地感到委屈与胆怯，欲哭又无泪，纳呆，便秘，眠差，被诊断为“尿路感染”，前来求治。

治以清热化湿，通利下焦。针方：火5，18好（免灸），内关透郄门，神门，上巨虚，下巨虚，复溜，肾8（免灸）。治疗3次后，患者症状稍好转。针方加上背五3调整内分泌，治疗3次后，患者症状明显好转，食欲增加，二便畅通，睡眠安稳。继续治疗10次后，患者一切正常，停止治疗。火针的作用与疗效在治疗中非常突出，其中消炎功效最为关键。

【病案三】

患者，女，38岁。自述经常出现小腹隐痛，小便艰涩不畅，尿道灼热感，尿黄，被诊断为“尿路感染”，经中西医药物治疗，效果不佳，前来治疗。

治以清热化湿，通利下焦。针方：火5，18好（免灸），复溜，肾8（免灸）。初诊针后效果一般，针方改为：18好（免灸），其中脐4、四满、水道由毫针改为毫火，复溜，肾8（免灸）。针后患者症状明显好转，效不更方，继续治疗10次，患者所有症状消失，停止治疗。火针与毫火的温热、活血化瘀和消炎通淋功效在病变部位的作用至关重要。

第二十五节　输尿管结石

一、概述

输尿管结石由肾结石降入输尿管导致的结石病或输尿管梗阻导致的原发性结石病，后者很少见。其临床常有腰痛、血尿和梗阻以上部位积水表现。此病多见于青壮年，发病年龄多为20～50岁，其中男性是女性的2～3倍。

肾绞痛是输尿管结石的典型症状，通常在运动后或夜间突然发生一侧腰部剧烈“刀割样”疼痛，疼痛可放射到同侧下腹部和外生殖器部位，排尿突然中断，尿道刺痛，窘迫难忍，恶心呕吐，面色苍白，患者坐卧不宁，大汗淋漓，呈虚脱状态，约80%的患者出现血尿。疼痛严重时，西医外科可予“哌替啶”治疗。

输尿管结石属于中医“淋证”范畴，属于淋证中的“石淋”“血淋”。《金匮要略》则称为“淋秘”，《素问·六元正纪大论》称其为“淋闷”。《杂病广要》云：“虚伤真气，邪热渐强，结聚而成砂，又如以水煮盐，火大水少，盐渐成石之类。”古人非常形象地描述了此病的形成。本证的病位在肾与膀胱，且与肝脾有关，多因湿热聚结下焦、湿浊郁久化痰、脉络郁滞而为瘀血、热邪侵袭、膀胱气化不利而致；湿热伤阴，湿遏阳气，伤及肝肾导致膀胱湿热，煎熬尿液，使尿液中杂质结成砂石造成此病。结石注留日久，阻遏经脉而致气滞血瘀，不通则痛，所以此证临床最突出的症状就是腹痛。通过现代医学理论得知，结石下行遇阻，便会疼痛，造成输尿管、膀胱黏膜机械性损伤或炎症，还会产生血尿。反过来，疼痛也恰恰证明身体在排石。

治以疏肝理气，通淋排石。基础针方：18好，蠡沟透中都，中封，肾8（灸）。针方中18好是治疗泌尿系统疾病的套穴，可疏肝健脾、理气养血、调节冲任。蠡沟穴是肝经络穴，中都穴是肝经郄穴。贺普仁先生在《一针一得》中推出的专门治疗输尿管结石的穴位，即蠡沟至中都一针贯两穴，加强两穴之间的联系，使通淋功能大增，在治疗中起着至关重要的作用。中封穴属足厥阴肝经，专治五淋，蠡沟透中都与中封都具有镇痛和排石的作用。当此病疼痛严重时，说明结石下行至输尿管狭窄的部位，这恰恰是排石的最佳时机，顺势而为，事半功倍。此时选用肾8（灸）可扶助正气，司二便，促开阖，培补先天之精；18好也有扶助后天之本的功效，正气足也是结石排出体外的动力源泉。此针方功力强大，基本一次即可排石成功。这组三通套穴除了止痛立竿见影之外，还能在不知不觉中将结石排出。

二、病案举隅

【病案一】

患者，男，42 岁。突发腰痛，刺痛难忍，疼痛放射至小腹和左侧大腿根部，伴大汗淋漓，面色苍白。于急诊化验后诊断为“输尿管结石”，来我处求治。

治以疏肝理气，通淋排石。针方：18 好，蠡沟透中都，中封，肾 8（灸）。当日针灸治疗后，患者疼痛立刻消失，感觉一身轻松。次日巩固治疗一次，去医院复查发现输尿管结石已消失，患者已在不知道的情况下排出结石，结束治疗。此针方治疗输尿管结石立竿见影，针到病除。

【病案二】

患者，男，60 岁。腰痛、腹痛 3 天，逐渐加重，呈放射状，疼痛难以忍受，经医院检查诊断为“输尿管结石”，遂来我处治疗。

治以疏肝理气，通淋排石。针方：18 好，蠡沟透中都，中封，肾 8（灸）。治疗 1 次后患者疼痛消失，继续治疗 2 次，未再出现疼痛症状，结束治疗。当时未做任何检查，第二年体检发现输尿管结石已消失。三通法套穴作用奇妙，疗效显著，突出彰显了针灸的魅力。

【病案三】

患者，男，25 岁。突发腰腹刺痛，痛苦异常，面色苍白，大汗淋漓。经急诊检查诊断为“输尿管结石”，被送来我处治疗。

治以疏肝理气，通淋排石。针方：18 好，蠡沟透中都，中封，肾 8（灸）。扎上针后患者疼痛立即消失。治疗后患者多日未再出现腹痛，未再治疗。次年复查输尿管结石已消失。三通法套穴在输尿管结石治疗中取得的良好疗效彰显了针灸的有效性、科学性。

第二十六节 不　　育

一、概述

不育是以婚后女方正常，有正常性生活而两年不能生育为主要表现的男科疾病。中医称本病为“无嗣”“不男”“男子艰嗣”等。《黄帝内经》首次提出了以“肾脏”为轴心的学术理念，认为肾精的盛衰、天癸的有无、脏腑功能的协调与否直接决定着男子的生殖能力。

现代医学认为，男子有三个关键问题直接影响生育：发育优良的精子、正常的性功能、畅通的输精管。其中最突出的是精子问题，包括无精子症、少精子症和弱精子症等，很多患者都是由精子问题造成不育。还有一种非常隐蔽的病证也是造成不育的重要原因，那就是精索静脉曲张，是精索内静脉蔓状静脉丛回流障碍或血流反流引发的异常伸长、扩张和迂曲形成的病变，主要表现为阴囊坠胀不适或坠痛，可导致进行性睾丸功能减退。《医林改错》中提出：“青筋暴露，非筋也，现于皮肤者，血管也，血管青者，内有瘀血。”中医认为此证的病因多为血瘀络阻、气虚夹瘀、肾虚夹瘀、寒滞厥阴。

中医认为作为先天之本的肾，后天之本的脾，以及任脉、冲脉的元气精血不足，直接影响男子的生殖能力。《宜麟策·男病（疾病一）》指出：“疾病之关于胎孕者，男子则在精，女子则在血，无非不足而然。凡男子之不足，则有精滑精清精冷者，及临事不坚，或流而不射者，或梦遗频数，或便浊淋涩者，或好色以致阴虚，阴虚则腰肾疲惫……是皆男子之病，不得尽诿之妇人也。”古人非常全面而详细地阐明了男子不育的病因病机，同时也明确指出男子问题也是“无嗣”的重要原因，不要盲目地责怪女方。中医认为男子不育的病因主要为先天禀赋不足，肝气郁结，肾精亏虚，瘀血阻滞，任脉、冲脉空虚，房事不节，生活不节等。中医将此证分为气血虚弱证、肾精亏损证、气滞血瘀证、湿热下注证等。不同的病因病机引发不同的证候。

治以滋补先天，扶助后天，养益精血，通调经脉，疏肝健脾，理气养血。基础针方：18 好，火 5，肾 8（灸）或痛 10 火后毫加灸。针方中 18 好是在大扶正疏肝健脾和理气养血的基础上加上四满、水道两穴扶助后天，化生气血，调节冲任，四满穴、水道穴将大扶正产生的合力引经至病所。凡久治不愈的病证，必须有火 5 的参与，特别是针对精索静脉曲张之证，火 5 的作用更是不可或缺。火针的通经活络、温热散邪、活血化瘀的功效在治疗中起着至关重要的作用。施刺火 5 时火针不必烧红，采用一、二、三秒进针法的进针速度，不疾不徐，匀速进针，做到“针下有声，针后有晕”，离穴不离经，避开石门穴，针对精索静脉曲张也是如此施针。肾 8（灸）可温肾益精、补益先天、扶振正气、补益元精，治病求源，血气充盈才能精旺、精强，才能孕育后代，并使后代茁壮。这组针方的使用变化在于患者是否有阳痿、早泄，如果有，则针方改为：18 好，火 5，痛 10（灸）。精子问题存在遗传等复杂因素，不是短期能解决的，因此，要坚持长期治疗，同时还要树立信心，才能战胜顽疾。

治疗中火针与艾灸的作用显著，二者的温热效果起到了温阳补虚、温经通络、活血化瘀的作用。这也是微通法、温通法并用的典型情况。

二、病案举隅

【病案一】

患者，男，36 岁。因婚后 6 年无嗣，带其妻子来我处接受针灸治疗，治疗 2 个月未果。遂自己也去完善了相关检查，结果查出患有精索静脉曲张，诊断为“不育”。

治以益气养血，疏经通络，活血化瘀。针方：火 5，18 好，痛 10 火后毫加灸。治疗 2 个月后，患者妻子妊娠，后产下一子。治疗的关键是火 5 的使用，火针的活血化瘀功效直接作用于病灶使之气血通畅，疏经通络，肾精盈满，打开生育之门。

【病案二】

患者，男，28 岁。婚后 3 年无嗣，精液常规检查示精子浓度 2×10^9/L，诊断为“少精子症”，经中西医药物治疗，效果不佳，前来我处治疗。

治以益气养血，疏经通络，补肾养精。针方：火 5，18 好，痛 10 火后毫加灸。针灸治疗 2 个月，患者复查精液常规显示每毫升精液精子数量过千万，火针与艾灸的温经通络、温阳补虚功效在治疗中起到至关重要的作用。继续治疗 2 个月，患者精子浓度达到 80×10^9/L，而且成活率、活动率均接近正常值。继续巩固治疗 1 个月后结束治疗。18 好、痛 10 是针对性极强的套穴，套穴中火针与艾灸的温热、活血化瘀、疏经通络的功效在治疗中起着非常关键的作用。

【病案三】

患者，男，33 岁。结婚 6 年无嗣，经西医检查妻子一切正常，经问诊患者身体素虚，偶尔有早泄现象，伴乏力、纳呆、眠差。初诊：脉滑。

治以补气养血，理气扶正，益肾填精。针方：18 好，痛 10（灸）。治疗 5 次后，患者症状无明显变化。治疗 10 次后，患者食欲增强，乏力减轻，睡眠改善。继续治疗 10 次以后，患者精神状态明显变化，感觉身上有力气了。连续治疗 2 个月后，患者感觉良好，结束治疗。随访得知患者妻子已妊娠。治疗中艾灸作用显著，可温阳通经、温阳补虚、温阳扶正、升脾阳、益肾阳、扶助人体正气。气足血旺，髓满精盛，打开生育之门。

第二十七节　癃　闭

一、概述

癃闭属于现代医学尿潴留范畴，是以小便量少、点滴而出，甚至闭塞不通为特征的病证。癃者小便不利，闭者小便不通，二者合称“癃闭”。小便不畅、点滴而短少、病势较缓者称为“癃”；小便闭塞、点滴不通、病势较急者称为“闭”。《丹溪心法·小便不通》指出：“小便不通有气虚、血虚、有痰、风闭、实热。”朱丹溪认为造成小便不通有诸多原因。《谢映庐医案·癃闭门》云：“小便通与不通，全在气之化与不化，然而气化二字难言之矣。”历代医家对癃闭的病因病机及证治的认识逐渐深入而全面。《诸病源候论》《备急千金要方》《丹溪心法》《景岳全书》等医籍都对本病均有较详细的论述。特别是清代李用粹在《证治汇补》中将本病的病因归纳为热结下焦、肺中热伏、阴液亏虚、肝气横逆、脾虚气弱等，并详细阐述了癃闭的治法，形成了病因病机、病理及证治较为完善的理论体系和治疗体系。

癃闭病位在膀胱，与肾司二便、三焦气化关系密切，其病机是膀胱气化失常。造成膀胱气化失常的原因是多方面的，包括热结下焦、肺中伏热、脾经湿热、肾元亏虚、痰涎阻结、津液枯耗、肝郁气滞、忿怒气闭等。癃闭的发生与久病虚弱、情志不畅、外伤劳损、饮食不节、感受外邪等因素密切相关。《诸病源候论·小便病诸候》指出：“小便不通，由膀胱与肾俱有热故也。”古人非常简洁地总结出癃闭的症结所在。

癃闭的临床主要表现为排尿困难、小便不通或不畅或点滴不通、小腹胀满、多烦善怒、气短、下肢肿、烦渴欲饮、精神不振等。中医将此证分为膀胱湿热证、肺热壅盛证、肝郁气滞证、浊瘀阻塞证、脾气不升证、肾阳衰惫证。不同的病因病机引发不同的证候。

治则：扶正气，调气机，通水道，利开阖。基础针方：18 好（免灸），复溜，快针点刺咳喘 10，肾 8（灸）；病情严重、久治不愈者，可以加上火 5。18 好在大扶正疏肝健脾和理气养血的基础上，加上四满、水道两穴，既扶助正气、调养气血，又对膀胱功能进行调整，使膀胱气化功能加强，四满与水道本身也具备通利下焦和通调水道之功效。复溜穴为肾经母穴，引经至病所，可调节膀胱功能。对于严重癃闭者，火5可以温经通络、活血化瘀、通利下焦，作用强大。但严重癃闭者未经西医插导尿管治疗，会“腹大如鼓”，火5切不可深刺，以免伤及脏器。快针点刺咳喘10是基于“肺为水之上源”和“肺能通调水道”之中医理论，在治疗中也起着重要的作用，同时也体现了三通法的大局观和整体观，也是中医“提壶揭盖”之治法，在治疗中也起到积极的辅助作用。肾与膀胱相表里，肾司二便，肾8（灸）可补肾益气、促开阖，亦可补益先天之精而提升人体正气。诸穴相伍，标本兼治，治病求本，有序配合，共愈此证。

二、病案举隅

【病案一】

患者，女，33岁。癃闭，已插导尿管3个月。3个月前出现排尿困难，尿量减少，小腹胀满，随后小便点滴不通，遂去医院就治，行留置导尿术，1个半月后，拔除导尿管后症状依旧，再次行导尿术并留置导尿管至今，前来求治。

治以疏经通络，以促开阖。针方：18好，复溜，肾8（灸）。针一次后，患者即拔除导尿管，排尿正常，未出现排尿困难。继续治疗至10次，患者一切正常；巩固治疗10次，患者痊愈。温通法的作用在治疗中很重要，艾灸的温热功效使气机通畅，促开阖，调整脏腑功能，益气养肾，使“肾司二便”功能得到加强，温阳补虚，温阳祛邪，在治疗中起到了关键性的作用。

【病案二】

患者，女，45岁。1周前突然感到小便不畅，之后出现排尿困难，尿量越来越少，乃至小便不通，小腹日渐胀满，后伴情绪波动，遂前来求治。

治以疏经通络，活血化瘀。针方：18好，复溜，肾8（灸）。治疗 1 次后，患者能够少量排尿，小腹胀满症状依然存在。治疗 2 次后，患者排尿量有所增加，小腹胀满略减轻。治疗 3 次后，患者排尿量正常，小腹胀满症状消失，情绪也大有好转。连续治疗达 10 次，患者排尿正常，全部症状消失，结束治疗。治疗中艾灸的温热、温经通络、温阳散邪及温阳补虚的功效对加强膀胱气化功能起到了至关重要的作用。

【病案三】

患者，女，52 岁。在我处治疗高血压，近 1 周小便困难、艰涩，越发严重，以至小便时有涩痛感，求治。

在治疗高血压降压套穴的基础上加上火 5 和复溜。治疗 1 次后，患者症状明显改善。继续治疗 1 次后，患者症状全部消失。在之后的治疗中去掉火 5，在降压套穴的基础上加上复溜穴（此穴是三通法临床治疗小便问题的专用穴位），患者小便症状未再出现。火针的活血化瘀、消炎止痛、疏经通络功效在治疗中起到了重要的作用。

第二十八节　前列腺疾病

一、概述

前列腺疾病属于泌尿系统疾病，是成年男性常见病，包括前列腺炎、前列腺增生等，属于中医“淋证”范畴。本病多为肾虚湿热蕴于下焦、膀胱气化失司所致。《金匮要略》有云：“淋之为病，小便如粟状，小腹弦急，痛引脐中。”《金匮要略》认为其病机为：“热在下焦者……亦令淋秘不通。”《诸病源候论》认为：“小便不通，由膀胱与肾俱有热故也。”古人认为湿热是前列腺疾病的主要病机。

前列腺疾病的临床可表现为盆骶疼痛，排尿困难，性功能障碍，疼痛可放射至尿道、精索、睾丸、腹股沟，沿尿路放射性疼痛酷似肾绞痛。排尿异常主要表现为尿频、尿急、尿痛、尿不尽、尿线分叉、夜尿增多，尿道还会流出乳白色分泌物等。患者还会有性欲减退、阳痿、早泄、射精痛等症状。

中医认为前列腺疾病主要由年老体弱、中气不足、脾肾两虚、气滞血瘀、湿热互结等导致痰湿凝聚，气滞血瘀于下焦，膀胱气化失司，开阖不利造成。劳累过度、情志刺激、外感六淫及饮食不节也是常见的发病因素。

治以疏肝健脾理气，祛瘀滞，调气血，通下焦，利开阖。基础针方：18 好，快针点刺咳喘 10，复溜，肾 8（灸），火 5。针方中咳喘 10 功于宣肺降气，基于“肺为水之上源”，可通调水道。18 好是在大扶正疏肝健脾和理气养血的基础上加上四满、水道两穴通调下焦，调整膀胱之开阖功能。18 好加上灸法可振奋元阳，益气而固元，清淋并促膀胱开阖通畅。复溜穴为肾经母穴，五行属金，“金生水”，故其可补益肾气以司开阖。肾 8（灸）培补先天元气，温阳利肾，益肾固本，以司二便。诸穴相伍，先、后天完全扶正，综合调治，治病求本，疗效彰显。

对于前列腺疾病的治疗必须有火针的参与，否则无法取得理想的治疗效果。由于该病病情较隐蔽，所以病程均较长，多发于中老年男性，而且都是久治不愈之症，病位比较深，普通毫针达不到病所，而且其他针法没有软坚散结的功效，所以必须以火针强大的温热、活血化瘀、疏经通络、软坚散结的功效来治疗此类病证。火 5 的位置正是病所所在，火 5 有极强的针对性，在治疗中起着关键性的作用。治疗前列腺炎时采取一、二、三秒进针法的进针速度，匀速进针，不疾不徐，离穴不离经，深度不能小于 0.5 寸，自脐下沿直线针刺至耻骨联合，避开石门穴，做到“针下有声，针后有晕”。当治疗前列腺增生时，不同于前列腺炎的火针扎法，不采取一、二、三秒进针法的火针进针速度，火针一定要烧红，匀速进针，针下有声，深度为 0.5 寸以上。火针对于前列腺病变有独特疗效，故治疗前列腺疾病必须使用火针。因此我们必须熟练掌握火针技术，针对不同的病证采用不同的针法，因人、因病治宜。只有火针的参与才能根治此顽疾。

二、病案举隅

【病案一】

患者，男，46岁。2周前发现尿频、尿急、尿痛、发热，被诊断为“急性前列腺炎”，经西医治疗，发热好转，后遗有尿频、尿急、尿不尽，小腹及骶部疼痛，有时疼痛较为剧烈，大便尚可，寐不安。初诊：舌胖大，舌苔白稍厚，脉弦滑，诊断为淋证。

治以清除湿浊，通利下焦。针方：火5，18好，肾8火后毫加灸，复溜。针灸治疗1次后，患者当晚尿频、尿急、尿痛好转，但小腹、骶部仍疼痛明显。治疗3次后，患者尿频、尿急、尿痛，以及小腹、骶部疼痛症状全部消失，继续巩固治疗。治疗中的关键操作是火5，火针的活血化瘀、疏经通络、消炎止痛的功效在治疗中起着至关重要的作用，这比毫针治疗更加直接和有效。

【病案二】

患者，男，54岁。小腹痛并放射至腹股沟、尿频、尿线分叉，症状已有半年余，逐渐加重，西医诊断为“前列腺增生”。

治以清除湿浊，通利下焦。针方：火5，18好，肾8（灸），火针点刺腹股沟。治疗3次后，患者小腹部疼痛稍减，依旧尿频，腹股沟疼痛基本消失。治疗10次后，患者症状明显好转，腹痛、尿频，尿线分叉基本消失。治疗1个月后，患者所有症状消失。继续治疗1个月，复查前列腺超声检查显示前列腺较前缩小。继续巩固治疗。火针具有活血化瘀、软坚散结的功效，而且直接作用于病灶，在治疗中起着关键性的作用。

【病案三】

患者，男，58岁。小便浑浊，尿后有余沥，尿道口时有白色分泌物流出，腹胀，会阴胀痛，大便干燥，乏力，失眠多梦。西医诊断“慢性前列腺炎”。中医初诊：舌尖红，苔黄腻，脉滑，诊断为淋证。

治以清除湿浊，通利下焦。针方：火 5，小扶正（考虑患者舌红、苔黄、便干），内关透郄门，复溜，上巨虚，下巨虚，快针点刺咳喘 10，肾 8 火后毫加灸。三诊后患者腹胀、睡眠均有改善，小便畅快。治疗 5 次后患者大便畅通，小便浑浊消失，小腹、会阴胀痛消失。后针方调整为：火 5，18 好，肾 8（灸）。二十诊后患者所有症状消失，结束治疗。火针的活血化瘀、消炎止痛的功效在治疗中作用突出，治疗前列腺炎有极强的针对性。

第四章 外科病证

第一节 湿疹

一、概述

湿疹是一种慢性、炎症性、瘙痒性皮肤病，有渗出倾向，一般认为与变态反应有关。湿疹又称“湿疮”，属于中医学“藓疮”范畴。根据症状和发病部位不同，名称各异，如“浸淫疮”“血风疮”“四弯风”“旋耳疮”等。湿疹呈多形性、慢性病程，严重影响人的生活质量。湿疹根据病程可分为急性湿疹、亚急性湿疹、慢性湿疹。现代医学认为此证病因包括免疫功能异常、系统性疾病（如内分泌失调、营养障碍、慢性感染等）及遗传性或获得性皮肤屏障功能障碍，外因主要包括环境和食品中的过敏原、微生物、生活和工作环境的温度或湿度变化、日晒等，这些均可以引起湿疹的发生与发展，紧张、焦虑亦可诱发或加重本病。

《素问·玉机真藏论》记载：“帝曰：夏脉太过与不及，其病皆何如？岐伯曰：太过则令人身热而肤痛，为浸淫。”《黄帝内经》认为，湿疹的主要病因是由心火造成的，这种认识在当时还处于狭隘的阶段，比较片面。汉代张仲景对湿疹有了进一步的认识，认为湿疹不但与心关系密切，还与外部湿热有关。清代《医宗金鉴·外科心法要诀》对浸淫疮有如下描述：“初生如疥，搔痒无时，蔓延不止，抓津黄水，浸淫成片，由心火、脾湿受风而成。”通过历代医家的临床实践，对湿疹病因病机的认识逐步完善，认识到湿疹发生的内因是心火与脾湿，外因为风邪、湿邪。除上述原因外，工作和居住环境潮湿也是重要的致病因素。随着历代医家在临床不断地探索和研究，湿疹的病因病机已被阐述得非常清楚，这对于临床治疗有着重大的现实指导意义。

湿疹初期临床表现为红斑、水肿、粟粒大小的丘疹、丘疱疹、水疱、糜烂、渗出、瘙痒，后期发展为病灶处皮肤粗糙肥厚、苔藓样变，可分布于身体任何部位，经久难治。

湿疹的病因多为身体素虚、脾胃虚弱、情志不畅、虚劳过度、工作和生活环境潮湿。三通法认为此证为阳虚之证，主要是脾阳不足导致脾的燥湿功能发生障碍。心火与脾湿是最主要的病机。

对于治疗皮肤病，尤其是难以治愈的湿疹，三通法的“杀手锏”就是火针。火针是治疗皮肤病的利器，所以治疗湿疹必须有火针的参与。阳虚之证必须使用温通法，艾灸的温热功效及强大的温阳、升阳功能可增强脾阳的燥湿功能，能够有效治疗湿疹，所以治疗湿疹必须有艾灸的大力配合。微通法、温通法、强通法三法并用，共同完成对湿疹的治疗。

治以疏肝健脾，理气养血，温阳祛风化湿。基础针方：大扶正，内关透郄门，血海，背五1，病灶部位火针密刺。针方中大扶正可疏肝健脾、理气养血、扶助后天之本、提高正气，使气血化生有源；针方中脐4加灸可温升脾阳、温阳燥湿，专以治疗脾湿之证，从源头治疗湿疹。古人言：“诸痛痒疮，皆属于心。”所以内关透郄门和背五1专以调节心火，同时疏解心脾之热；必要时可以单穴心俞放血，针对性更强，作用更直接。血海穴具有行血、引血归经之功，是治疗皮肤病变的主要穴位。火针具有强大的温阳、祛瘀、活血、消炎之功效，直接作用于病灶，立竿见影，疗效显著。火针点刺时以少量出血为佳（可使邪随血出）。同时火针还具有祛腐生新的作用，可以使患病皮肤恢复新的生命力。因为湿疹需要长期治疗，所以为了保护受损害的肌肤，病灶密刺时采用一、二、三秒进针法的进针时间，火针必须烧红，做到针下有声，但不要求针有后晕；由于湿疹累及表皮及真皮浅层，所以火针不必扎得过深，进针 0.2～0.3 寸即可。治疗中后期火针针感会越来越强，所以动作要流畅，不能拖泥带水，要保持节奏感。为了使患者能够承受，以每周 2 次火针治疗为宜，也可以将火针改为毫火，其他时间毫针治疗。

湿疹易反复发作，一般情况下，来针灸科治疗的患者病程都较长，久治不愈者居多。患者应相信针灸，相信温通法，及时沟通，坚持治疗，才可能战胜顽疾。

二、病案举隅

【病案一】

患者，女，50 岁。周身反复发作湿疹 3 年，加重 1 周，前来就诊。患者经常出现皮疹，每因劳累、熬夜或进食海鲜（发物）等后发作，瘙痒，纳可，眠差，大便黏。初诊：四肢及背部散在丘疹、丘疱疹，局部红肿，渗出，部分水疱，点状糜烂；舌淡胖、边有齿痕，苔白腻，脉滑。

治以健脾理气，温阳燥湿。针方：大扶正，内关透郄门，血海，背五 1，病灶部位火针密刺，每周 2 次。第 1 次治疗后，患者瘙痒略有减轻。治疗 2 次后，患者局部红疹及红肿、渗出有所减轻。治疗 2 周后，患者症状明显改善，瘙痒消失，大部分病灶明显缩小。去掉背五 1，继续火针及毫针治疗。治疗 1 个月后，皮疹及渗出消失，仅部分病灶遗留处的皮肤略显粗糙，继续治疗。火针的温阳祛湿、活血化瘀、生肌敛疮的功效直接作用于病灶，对于治疗顽固性湿疹，作用是明显和直接的。

【病案二】

患者，男，55 岁。双下肢前侧顽固性湿疹 20 年。湿疹有 2 块，巴掌大小，病灶皮肤表面粗糙，呈苔藓状。最近瘙痒加重，发红，有渗出，尤以夜间为剧，严重影响睡眠，故前来求治。

治以健脾理气，温阳燥湿，祛腐生新。针方：大扶正，血海，背五1，火针密刺病灶。每次治疗，火针烧红密刺，病灶处有暗红色血液与黄色液体流出，针后患者症状稍有缓解。针治5次后，患者瘙痒减轻，夜间无症状。治疗10次后，患者病灶部位无红肿、无瘙痒、无渗出。治疗1个月后，患者瘙痒消失，病灶部位表面皮肤由苔藓状变薄变细。继续治疗2个月，停用背五1，火针继续，交替使用毫火，患者病灶部位流出的血液由暗逐渐变浅，不再有黄色液体流出，患者精神状态明显好转，睡眠安稳，长期粗糙的病灶处皮肤已变得平滑，皮肤颜色还略有不同，继续治疗。病程长的顽固湿疹，只有火针才能治愈，其消炎、活血、祛湿、温经作用是治疗湿疹的有力武器，火针的热度、深度、力度在治疗中也至关重要，这是普通毫针无法企及的。大扶正中的脐4（灸）可温阳健脾利湿，治病溯源，进而从根本上治疗此证。

【病案三】

患者，女，40岁。在我处治疗子宫腺肌病。颈后有一块湿疹多年，瘙痒异常。

遂每次治疗痛经时，火针在病灶处点刺数针。治疗1次后，患者病灶部位瘙痒消失。治疗3次后，湿疹消失，皮肤光滑无痕迹。随后每周点刺1次，巩固治疗。火针既有温阳化湿的功效，又有活血化瘀之能。火针的功效对于治疗湿疹及其他皮肤病均有明显的疗效。

【病案四】

患者，女，28岁。在我处治疗失眠。右脚面有一块湿疹，10余年前起病，经常瘙痒，夜间尤甚，未曾治疗。

每次在失眠套穴治疗基础上，于湿疹处火针点刺数针。治疗3次后，患者不再瘙痒。之后每周施针1次作为巩固治疗。火针的温阳祛湿的功效对治疗湿疹具有直接作用。

第二节 痤　疮

一、概述

痤疮也称为“寻常痤疮”，是皮肤科最常见的毛囊皮脂腺慢性炎症性皮肤病。痤疮常见于面颊、额部、下颌，亦可累及躯干，如前胸、背部；其以粉刺、丘疹、脓疱、结节、囊肿及瘢痕为特征，常伴皮脂溢出，好发于青春期男女，俗称“青春痘”。

痤疮属于中医“疮疡”范畴，也称为“粉刺”“面粉渣”“粉花疮”等。《肘后备急方》就有“年少气充，面生疱疮”的记载，提出年轻人生机旺盛之际，营血偏热，脉络充盈，气血瘀滞而发病。《医宗金鉴·外科心法要诀·肺风粉刺》云：“此证由肺经血热而成，每发于面鼻，起碎疙瘩，形如黍屑，色赤肿痛，破出白粉汁。”中医学还认为，造成痤疮的主要病因有风热外袭、肺胃湿热、痰瘀互结、冲任失调、肾阴不足等。古人认为风热多犯人体上部，邪热灼伤血络，阻塞毛孔，局部皮肤郁闭而成痤疮。肺与大肠相表里，过食肥甘辛辣，久而生热，滞留于大肠，上蒸肺胃，导致肺胃血热，脸生粉刺、丘疹、脓疱。大便秘结者也易发生大肠积热，进而面生痤疮。内分泌失调也是发生痤疮的重要因素之一，如乳腺增生、卵巢囊肿、子宫肌瘤等均能引起内分泌失调而发斑或痤疮。肾阴不足、冲任失调导致天癸过旺，循经上头，发为痤疮。中医根据病因不同将痤疮分为肺经风热证、肠胃湿热证、冲任不调证、痰湿瘀滞证。不同的病因病机引发不同的证候。

治以疏肝健脾，理气活血，清热祛瘀。基础针方：小扶正，背五3，火针点刺病灶。针方中小扶正可疏肝、健脾、理气，扶助后天之本，滋阴扶正。背五3可活血化瘀、清热解毒、调节内分泌、调畅气机。面部病灶一般发红的都存在炎症，火针具有强大的消炎功效，所以每次治疗均要采取火针点刺，以使面部青春痘及其痕迹尽快消退。使用点刺的火针应略细，进针应快速、准确，一气呵成，每针都要扎在痘上，火针无须烧红，扎得不宜过深，快速点刺，由于面部施针时患者会感到紧张、恐惧，所以应尽量缩短火针点刺的时间。如果医师技术娴熟，则可以使用毫针火针，由于其针细，所以疼痛轻，创伤面甚微，患者容易接受，而且第二天针眼印迹就会消失。需要注意的是，治疗中应及时更换针具，基本每根针扎 5 次以下为宜，以免烫伤。

临床中很多痤疮是由于大便干燥或便秘造成的，在小扶正的基础上加上巨虚、下巨虚两穴，可以通利下焦，促进大便畅通，清除肠中郁热；也可以快针点刺咳喘 10，根据“肺与大肠相表里”的中医理论，其可促进肠道功能以利下焦，祛除大肠之热才能使肺胃免于郁蒸，面部痤疮才能得以清除，这也是因病治宜的治法。

虽然痤疮并不是很严重的问题，但是对人的心理可产生很大影响，易使人产生自卑感。只有彻底根除此证，才能使人心情愉悦，更加自信地面对生活。

二、病案举隅

【病案一】

患者，女，23 岁。自初中起脸上长“青春痘”，时好时坏，一般月经前严重，月经后减轻，与情绪也有密切关系。自青春期起大便干结，2～3 天排便 1 次。多年中西医药物内服和（或）外用均无明显效果，遂前来求治。

治以疏肝理气，清热解毒，祛腐生新。针方：小扶正，上巨虚，下巨虚，背五 3，火针点刺面部诸痘。1 周 3 次治疗，其中背五 3 为 1 周 2 次。治疗 2 周后患者面部未长新痘，面部遗留黑色素沉着印迹，大便干燥缓解、1 天 1 次。继续治疗 2 周（针方不变，但面部火针改为毫针火针），患者面部黑色印迹基本消退，未长新痘，大便畅通，1 天 1 次。巩固治疗 2 周，其间背五 3 改为 1 周 1 次，患者满意，结束治疗。火针点刺面部诸痘可使面部病灶快速消失，因为火针有强大的消炎功效。本例患者治疗的关键是背五3，其可调节内分泌，从源头治起，清除肝脾郁热，清热而解毒。

【病案二】

患者，女，28岁。因“面部出现粉刺、脓包3天”来诊。患者3天前因进食辛辣刺激性食物，面部出现粉刺及脓包，以额头为主，无其他不适，饮食、睡眠尚可，便稍干。初诊：面部粉刺周围红肿，数个较大的脓包，舌红，苔薄白，脉弦。

治以滋阴理气，清热除瘀。针方：小扶正，背五3，毫针火针点刺病灶，脓包处点刺后将脓液挤出。第一次治疗次日患者面部病灶红肿即见减轻，有血痂覆盖。3天后，患者面部病灶血痂脱落，局部皮肤恢复如初，患者满意，结束治疗。火针的活血化瘀及消炎功效在治疗中起着重要作用。

【病案三】

患者，女，26岁。因面部痤疮久治不愈，产生强烈的自卑感和焦虑情绪，中西医药物内服和外用疗效甚微，遂来我处求治。

治以活血化瘀，清热解毒，通利下焦。针方：背五3，小扶正，火针点刺面部诸痘。三诊后患者面部无新痘出现。治疗中需要对每个痘进行火针点刺，火针的活血化瘀及消炎功效对面部痤疮有很好的治疗效果。后患者主诉大便干燥，遂在原针方基础上增加上巨虚、下巨虚两穴，隔日治疗，以通利下焦，解决大便干燥问题。背五3每周2次，治疗1个半月后，患者面部痤疮全部消失。半年后随访，患者痤疮未再复发，大便正常。

第三节　斑　　秃

一、概述

斑秃是指突然发生的无自觉症状的局限性斑状脱发，中医称之为

“油风”，是一种头部毛发发生斑块脱落的慢性皮肤病。因为此证为无征兆突然发生，所以民间俗称为“鬼剃头”“鬼舔头”。《医宗金鉴·外科心法要诀》云：“此证毛发干焦，成片脱落，皮红光亮，痒如虫行，俗名鬼剃头。由毛孔开张，邪风乘虚袭入，以致风盛燥血，不能荣养毛发。”笔者认为古人的这段描述对斑秃的认识并不全面，血热是造成斑秃的重要因素，但非唯一因素，七情失调亦是造成斑秃的重要原因之一。

本病以斑秃部位皮肤正常、无自觉症状为临床特征，可发生于任何年龄段，男女均可发病。中医将此证分为两大类：虚证与实证。虚者，一方面是指气血虚，另一方面是指肝肾阴虚。头发生长的好坏与气血旺盛与否、肝肾功能有直接关系：肝藏血，发为血之余，血亏则发枯；肾为先天之本，精血之源，其华在发。由于工作紧张、饮食无规律或睡眠不足导致阴血暗耗，肾阴不足，肾气亏虚；情绪压抑、焦虑，肝气郁结，肝血亏虚则毛发生长无源而脱落。实者，一方面是血瘀毛窍，另一方面是血热生风，二者皆是斑秃的主要病因病机。头部脉络空虚，腠理不固，邪风乘虚而入，以致风盛血燥，不能营养头发而脱落。现代医学认为造成斑秃的主要原因为精神因素、内分泌失调、自身免疫因素、家庭遗传因素等。

中医学认为，与斑秃有关的主要脏腑为肝、脾、肾。除肝、肾因素以外，脾气亏虚，尤其是脾阳之气衰落，不能化生气血，毛发失去濡养，则可见脱发。《脾胃论·脾胃胜衰乱》指出：“夫胃病其脉缓，脾病其脉迟……此阳气衰弱，不能生发……或皮毛枯槁，发脱落。”中医认为引起本病的因素很多，三通法理论认为七情失调如情绪压抑、焦虑是此病最主要的原因。临床大量病案证实，绝大部分斑秃患者有失眠史、焦虑史，绝大多数患者在患病前均有较大的情绪波动。

治疗此证，安神定志是首要原则，调整情态是治疗的基础，全面考虑以达到调和气血、疏肝理气、扶助先天的目的。基础针方：神 10，中脘，手三里，快针点刺咳喘 10，肾 8（免灸），病灶部位火后毫。针方中神 10 可安神定志，调心神、补心血、安心志、祛心虑是治疗中的重要方法和步骤。手三里是三通法临床专治脱发的穴位，由贺普仁先生开发，发表于《一针一得治百病》。只有不再脱发，才能避免斑秃再次发生。中脘穴为胃之募穴、健脾要穴，可促进气血生化，古人认为"发为血之余"，只有气血充足，毛发才能旺盛。咳喘 10 的参与是源于"金（肺）生水（肾）"之中医理念，宣肺以益肾，也是基于古人"虚则补其母"的治疗原则。肾 8（根据病情灸或免灸）在治疗中可滋阴益肾，扶助先天，以水涵木，治病求源。在治疗中最为关键的治法就是病灶部位火后毫，火针以其强大的温热功效可疏经通络、活血化瘀、祛腐生新，激发毛根气血流动，促进局部气血流通，激发经气，促进毛发生长。施针时如少量出血则效果最佳，可使邪气随血而出，疏散局部郁热，促进气血流通，使毛发再生。施针时火针不必烧红，采用一、二、三秒进针法的进针速度，不可动作过猛、过深，透皮即可。病灶部位亦可以直接毫火。火针后毫针密刺可继续加强局部病灶的气血调动，促进局部血液循环，促进毛发生长。

综合调理，治病求本。病史的长短决定疗程的长短，病史越长，则疗程越长，越难治愈。治疗过程中，患者应保持精神放松、心态平和，这也是治愈此证的基本条件。

二、病案举隅

【病案一】

患者，男，45 岁。斑秃病史 3 年余。患者头部有多块大小不等的斑秃，其中 3 块如鸡蛋大小，其余病灶面积较小。经中西医药物内服、外用，症状未见好转，前来求治。初诊辨证得知患者多年前曾患严重的焦虑症，工作、生活压力过大，精神紧张，情绪焦虑、低落，严重失眠。

治以益气安神，养血生发。针方：神 10，手三里，快针点刺咳喘 10，肾 8（灸），病灶部位火后毫。考虑患者严重焦虑、失眠，所以采用神 10 以安神定志。治疗 10 次后，患者病灶处无明显变化，焦虑、失眠症状明显好转，精神状态较好，心态逐渐趋于平和。治疗 1 个月后，患者病灶处长出白色绒毛。继续治疗 1 个月，患者所有病灶部位均长出白色头发，情绪稳定，睡眠安稳。继续治疗 1 个月，患者新生头发下半部变黑色。继续治疗，针方去掉火针，病灶部位只扎毫针，由 1 周 3 次治疗改为 1 周 1 次，坚持治疗 1 个月后，患者满意，结束治疗。火针的活血化瘀和祛腐生新的功能在治疗中起到重要作用。

【病案二】

患者，女，40 岁。多年前偶然发现头顶部一块鸡蛋大小的斑秃，多年不愈，丧失信心而放弃治疗。因在我处治疗腰痛，对疗效满意，遂提出对斑秃进行治疗。

在原来治疗腰痛针方的基础上，火针密刺后毫针密刺病灶部位。针刺 3 次后，患者斑秃部位开始长出黑色的细绒毛，治疗 1 周后，患者病灶面积明显缩小，针灸治疗 10 次后患者斑秃消失。火针的活血化瘀功效可促进病灶部位血液循环，气血旺盛，毛发才得以生长。

【病案三】

患者，男，28 岁。头部多处斑秃 3 年余，病变如硬币大小，以后脑部居多。经问诊得知，患者数年前因工作、生活压力出现过严重的焦虑和失眠，情绪波动也比较大。

治以益气安神，养血生发。针方：神 10，手三里，快针点刺咳喘 10，肾 8（灸），病灶部位火后毫。治疗 10 次后，患者斑秃部位无明显变化，情绪、睡眠有所改善。继续治疗 1 个月，患者斑秃部位长出白色细绒毛。调整针方为小扶正，内关透郄门，手三里，对病灶部位去掉火针，仅毫针密刺。继续治疗 1 个月，患者斑秃部位全部长出白色头发。继续治疗 1 个月，患者斑秃部位头发变为黑色。火针的活血化瘀功效可激发局部经气，促进局部血液流通循环，血气旺盛，头发得以再生。诸穴相伍以调整患者的情绪，使其保持良好的精神状态，这也是有效治疗此证的基础。

第四节　带 状 疱 疹

一、概述

现代医学认为，带状疱疹是因感染水痘-带状疱疹病毒引起的疾病，多发于中老年人，无性别差异，好发部位依次为肋间神经、颈神经、三叉神经、腰骶神经支配区域。中医认为带状疱疹发生的主要原因有脾胃运化失常、水湿停滞、久而化热，或肝胆湿热郁而化火，或湿热毒邪侵其经脉，湿热内蕴，壅阻脉络，发于腠理，外达皮部，故见疱疹簇生，瘙痒而挠之痛甚。

古人对带状疱疹的叫法不一，《外科大成》称之为“缠腰火丹”，《外科启玄》称“蜘蛛疱”，典型的带状疱疹发生在两胁及胸部，民间俗称“窜腰龙”。本病临床主要表现为发病部位往往先有神经痒痛，搔抓则会有放射性痛感，继而出现粟粒状疱疹，呈红色，继续发展为绿豆大小的水疱，数片成群出现。《医宗金鉴·外科心法要诀》对“缠腰火丹”从病名、症状到病因病机都有精湛的论述：“缠腰火丹蛇串名，干湿红黄似珠形，肝心脾肺风热湿，缠腰已遍不能生。”非常形象地说明了此病的主要特征。中医将此证分为肝经湿热证、脾经湿热证、瘀血阻络证等。

治以活血化瘀，疏经活络，消炎止痛，祛腐生新。基础针方：病灶火后毫。对于典型的带状疱疹，即“窜腰龙”，必须沿着肋间神经走向在病灶部位实施火针密刺，可根据病情决定火针是否烧红，但一定要浅刺，不要刺得过深。若带状疱疹处于水疱期，则火针一定要烧红；若处于结痂期，则火针不必烧红。换言之，病灶颜色越红，火针的温度越高。若火针点刺时发生出血，不必紧张，邪随血出，既祛邪又清热，效果更佳。火针施刺后再施毫针密刺。如果病灶发生在两胁，则属于“窜腰龙”，还应加上患侧丘墟穴，因为病灶正是胆经的循行位置，属于远端配穴。

若带状疱疹发生在面部，则极易留下瘢痕或其他后遗症，如发生于眼部的带状疱疹累及角膜可导致失明，发生于耳部的带状疱疹侵犯面神经可导致病毒性面瘫。带状疱疹治疗越及时，康复越快；病程越长，则越难治愈。此病可以多年不愈，即使表面肌肤已完全正常，但神经痛仍能持续多年。治疗此证必须依赖于火针的参与，即使是多年的带状疱疹后遗神经痛也仍须火针治疗，因为火针的温热、活血化瘀及消炎止痛功效是治疗带状疱疹的强有力的武器。

二、病案举隅

【病案一】

患者，男，27 岁。1 天前出现右后背痒，搔抓有刺痛感，前来就诊。初诊查体见右后背 5 个水疱，诊断为带状疱疹初期。

治以活血化瘀，消炎止痛。就诊当日在患者病灶处用火针点刺 5 下。第二天继续以火针点刺 5 下，患者右后背痒感消失，但搔抓仍会刺痛。第三次治疗仍以火针点刺病灶 5 下。治疗 3 次后患者症状全部消失。火针活血化瘀、消炎止痛、祛腐生新的功效是治疗带状疱疹的有力武器在治疗中至关重要，这是毫针无法达到的效果。

【病案二】

患者，女，73 岁。3 年前患肋部带状疱疹，治疗后皮肤表面已恢复正常，但病灶部位皮下仍疼痛，迁延不愈。西医确诊为带状疱疹后遗症。

治以活血化瘀，清热解毒。针方：痛点火后毫，即火针点刺痛点（密刺、浅刺），然后施以毫针密刺。一诊后患者症状明显减轻，效不更方，后续治疗依然采用痛点火后毫。连续治疗5次，患者症状消失，巩固治疗5次，结束治疗。火针的活血化瘀、祛腐生新的功效对陈旧性带状疱疹后遗症具有显著疗效。

【病案三】

患者，男，75岁。患者3年前左胁部带状疱疹，经中医药物和放血治疗，以及西医住院治疗，皮肤表面损伤已完全恢复，无瘢痕，但是皮下经常疼痛，时轻时重，经中药、针灸治疗无明显改善，前来就诊，诊断为带状疱疹后遗症。

治以通经活络，祛瘀止痛。针方：痛点火后毫。初次治疗时皮肤未见皮损，按患者指点位置确定痛点，沿神经走向火针点刺，采用一、二、三秒进针法的进针速度，火针点刺后毫针密刺，治疗后症状无明显缓解。连续治疗3次后，患者疼痛程度减轻、间隔延长。连续治疗10次后，患者症状全部消失。火针的活血化瘀、疏经通络功效对陈旧性顽疾有突出的疗效，这是普通毫针无法比拟的。

第五节　银　屑　病

一、概述

银屑病，俗称“牛皮癣”，是一种以出现大小不等的丘疹、红斑、表面覆盖银白色鳞屑为特征表现的慢性、炎症性皮肤病，病程较长，有易复发倾向，严重者甚至终身不愈。该病发病以青壮年为主，对患者的身体健康和精神状况影响较大，容易引起情绪上的波动，尤其是女性患者。

中医文献有许多类似银屑病的记载，古人称此病为“白疕”“蛇虱”“松皮癣”等。隋代巢元方在《诸病源候论·干癣候》中这样论述：“干癣，但有匡郭，皮枯索，痒，搔之白屑出是也。”比较形象地论述了银屑病的状态。《外科大成·卷四·白疕》记载：“白疕，肤如疹疥，色白而痒，搔起白疕，俗称蛇虱，由风邪客于皮肤，血燥不能荣养所致。”《外科证治全书》中记载：“白疕，皮肤燥痒，起如疹疥而色白，搔之屑起，渐至肢体枯燥坼裂，血出痛楚，十指间皮厚而莫能搔痒，因岁金太过，至秋深燥金用事，乃得此证，多患于血虚体瘦之人。”古人也称银屑病为“松皮癣”，描述为“状如苍松之皮，红白斑点相连，时时作痒”。古人对银屑病认识得很清楚。中医普遍认为银屑病的病因为外感六淫（风、寒、湿、热、燥、火邪），内伤七情，饮食不节，冲任失调，气血失常（血热、血燥、血瘀），脏腑失调，体质禀赋不足，阴阳失调等原因。其病机为风邪侵袭肌肤或阴血枯燥不能营润于外。中医将银屑病分为肝郁化火证、风湿蕴肤证、血虚风燥证。不同的病因病机引发不同的证候。

银屑病临床表现多以红斑、鳞屑为主，全身均可发病，以头皮、四肢伸侧较为常见，多在秋冬季加重。其典型表现为红斑形状大小不一，周围有炎症红晕，稍有浸润增厚，表面覆盖多层银白色鳞屑，鳞屑易脱落。有一种严重的银屑病又称“银屑病性剥脱性皮炎”，表现为全身弥漫性潮红、肿胀和脱屑，伴有发热、畏寒、不适等全身症状，浅表淋巴结肿大，白细胞计数增高。

银屑病是一种难以治愈的疑难杂症，必须治以疏肝健脾，理气活血，清热解毒。基础针方：小扶正，内关透郄门，血海，背五 1，火针点刺病灶。针方中小扶正、内关透郄门及血海可疏肝、健脾、理气、扶助后天之本，使气血生化有源，调血益气，提高人体正气，以荣养周身肌肤。背五 1 可清心脾之热、解毒、祛瘀。治疗的关键操作是火针点刺病灶，其可活血化瘀、清热解毒、祛腐生新、消炎散结。治疗中火针要烧红，但是要浅刺，进针 0.2～0.3 寸即可。此外，火针点刺需先挑选面积最小的病灶施针，这是因为面积较小的病灶一般是新长出的，故应首先把这些小病灶扼杀在初始阶段，然后再火针点刺面积较大的陈旧性病灶。如果病情严重或病灶面积大，每次应只针对部分病灶进行火针点刺，分批治疗，以使患者能够承受。

对于银屑病的治疗，患者需做好长期治疗的心理准备，只有相信针灸、相信套穴、相信火针，才更有可能达到治疗目的。

二、病案举隅

【病案一】

患者，男，45 岁。患银屑病 10 年，主要发生在四肢和背部，下肢病灶面积比上肢大，后背病灶面积大小不一，病灶部位瘙痒，阴寒或炎热天气，病情加重，中西医药物内服、外洗、熏、敷疗效均不佳，前来求治。

治以活血化瘀，清热解毒，消炎止痒。针方：小扶正，内关透郄门，血海，背五 1，火针点刺病灶。治疗 3 次后望诊无明显变化。治疗 10 次后，患者瘙痒症状有所改善，细小病灶消失，余无变化。治疗 1 个月后，患者大小病灶均有所缩小，瘙痒程度明显减轻。继续治疗 2 个月，患者因返乡中断治疗。3 个月后复来就医，观察病情未见发展，小面积病灶已消失。继续治疗 1 个月，患者病情明显改善，全身已无大面积病灶，最顽固的头部的病灶已消失。巩固治疗 2 个月后，患者全身已无病灶，皮肤光滑、细腻，患者满意，结束治疗。治疗中在扶正祛邪的基础上，火针的作用很重要，可活血化瘀、消炎祛斑、清热解毒。火针治疗银屑病能控制住病情，并可取得远期疗效。

【病案二】

患者，女，35 岁。患银屑病多年，头部有数块病灶，瘙痒、脱屑，伴精神负担较重。遂前来治疗。

治以活血化瘀，疏风祛邪。针方：火针点刺头部病灶，背五 1。每周 3 次，隔日治疗，每次治疗均采用火针点刺病灶，背五 1 放血每周 2 次。坚持治疗 1 个月，患者头部病灶消失。巩固治疗 1 个月后结束治疗。火针具有活血散瘀和清热祛邪的作用，可祛除局部瘀滞，促进血液循环，调畅气机，根治此证。

【病案三】

患者，男，60 岁。在我处治疗高血压，后颈大椎处有一处“牛皮癣”，多年未发展，但病程很长，经常瘙痒，天气、情绪变化时症状明显，求治。

在治疗高血压的降压套穴基础上，采用火针围刺法沿病灶外缘围刺颈后“牛皮癣”。治疗 3 次后，患者称瘙痒明显减轻。在后续治疗高血压的同时，火针点刺数针病灶，治疗 10 次后患者称瘙痒已消失，凸起的皮肤已平整光滑，治疗继续中。

第六节 乳腺增生（乳癖）

一、概述

乳腺增生是乳腺组织的良性增生及退行性病变，与内分泌功能紊乱有密切关系，发病率较高。本病好发于中年妇女，青年和绝经后妇女也有发生。当今城市职业妇女中 50%～70% 都存在不同程度乳腺增生。该病主要的痛苦是因怀疑自己患乳腺癌或担心癌变这种心理压力造成的，而这种情绪反过来又会影响病情的发展，形成恶性循环。

乳腺增生的主要临床表现为乳房疼痛、乳房肿块、乳头溢液，在经期前后症状加重。中医称本病为“乳癖”，严重者也称为“乳石痈”“乳岩”等。中医认为造成乳腺增生的病因病机为经、孕、产、乳屡伤精血，或后天失养，房事不节，冲任失调，肾气不足等。在大量的临床病案中发现，造成乳腺增生的重要原因之一就是情志因素。情志抑郁、神郁伤肝、易躁易怒或受精神刺激等致七情失和，胸胁脉络气机不利，郁结乳房，造成乳腺增生。女性乳房属胃经，乳头属肝经，脾胃为后天之本，过食肥甘厚味化湿，久则脾胃虚弱，脾虚则化生气血无力，蕴湿成痰，气滞痰凝，瘀滞乳络成块，即成乳腺增生。以上病因导致脏腑功能失调，出现机体下降之“虚”及“痰饮、瘀血”之病理产物，虚与痰饮、瘀血之邪互为因果，共同作用，形成“乳癖”“乳岩”等。

治以通经舒络，软坚散结。基础针方：局部（病灶）火针点刺，软坚灸。火针点刺乳腺病灶时，需要助手双手从病灶底部捏（托）起，然后再实施火针点刺。需要注意的是火针一定要烧红后进针，才能得到应有的效果，不能采取一、二、三秒进针法，应保持匀速进针，针刺时可能有血液和其他液体流出，属于正常现象，不必紧张，从临床意义上讲，有益于缓解疾病。根据病灶大小决定扎多少针，最小面积也不能少于 5 针，才能达到治疗效果。每次施刺，火针都要错开上次的针眼，将损伤程度降至最低，使肌肤得以恢复。软坚灸，顾名思义，其功效就是软坚散结，其中，痞根穴可祛除腹中包块，乳房在胸部，但并不属于胸腔，它的发生、发展仍然属于腹腔。悬灸痞根穴是从根本上消除增生、囊肿、纤维瘤等，也包括乳腺癌。软坚灸中照海穴也具有祛除腹中痞块的功效。乳腺增生、囊肿、纤维瘤等的治法基本相同，均属软坚灸的治疗范围。

乳腺病变属于慢性病，针灸治疗属于保守治疗，所以欲速则不达，要坚持长期治疗。治疗时应首先扼制住疾病的发展势头，稳定病情后，再图好转乃至痊愈。治疗期间，患者要保持平和的心态，情绪稳定，相信针灸，相信三通法，才可能战胜顽疾。

二、病案举隅

【病案一】

患者，女，32 岁。右侧乳房间断性疼痛 3 年，发现右乳头外 2 点方向包块，检查双侧乳房皮肤正常，乳头无凹陷，右乳可触及坚硬包块。乳腺 X 射线摄影（俗称“钼靶摄影”）示肿块大小约 3.5 cm×4.5 cm，诊断为“右乳腺囊性增生症”。患者平素月经不调，量少，有血块，胸闷，多思易怒，睡眠不佳，来我处求治。初诊：舌红，苔厚腻，脉弦滑。

治以疏经通络，活血化瘀，软坚散结。针方：乳房包块火针密刺，火 5（考虑月经不调），软坚灸。助手将乳房包块捏（托）起，将包块固定住，消毒后，火针烧红，刺入包块 0.5 寸深，根据包块体积扎 3～5 针，然后软坚灸。隔日治疗，10 次为一个疗程。2 个疗程后，复查乳腺 X 射线摄影发现肿块缩小至 0.8 cm×1.2 cm，乳房疼痛消失，月经通畅，心情转好，继续治疗。火针活血化瘀和疏经通络的功效直接作用于病灶，软坚灸软坚散结，诸穴相伍，共同在治疗中发挥作用。

【病案二】

患者，女，38 岁。每逢经期右侧乳房胀痛，不敢触摸，经期后疼痛逐渐缓解，近半年乳房疼痛加剧，超声检查发现乳腺有一 1.5 cm×2.0 cm 大小囊肿，西医建议手术。患者选择先行中医保守治疗，无效再手术，遂前来我处。

治以活血化瘀，软坚散结。针方：火针点刺病灶，软坚灸。治疗时，助手将患者乳房病灶部位捏（托）起，消毒后火针烧红，刺入病灶 0.3～0.5 寸深，3～5 针后，助手捏（托）乳房的手不能松开，此时有淡黄色液体流出，这种液体流出量越多疗效越好，火针后软坚灸。一诊后症状有所缓解。治疗 5 次后，患者正逢经期，乳房疼痛较前减轻。继续治疗 1 个月，患者经期乳房疼痛消失，超声检查显示囊肿缩小至 0.2 cm×0.5 cm。继续治疗 10 次后，结束治疗。火针具有活血化瘀和疏经通络的作用，软坚灸具有软坚散结的功能，二者联合能够有效治疗此证。

【病案三】

患者，女，37 岁。双侧乳房胀痛年余，每逢经期加重，情绪波动也会引起胀痛，近 1 个月症状加重，西医检查发现双侧乳房多发性乳腺结节，患者心存恐惧，情绪低落，前来就诊。

治以疏经通络，软坚散结。针方：火针点刺病灶，软坚灸。一诊时正逢月经前1周，治疗时由助手将病灶捏（托）起，火针烧红，点刺病灶部位，深度为0.5寸，流出少量血液和其他液体。连续治疗3次后，再逢经期，患者胀痛程度有所减轻。继续治疗1个月，患者症状明显改善，经期乳房疼痛消失，情绪稳定，经西医检查，原大结节变小，小结节消失。继续巩固治疗。火针与艾灸的温热、活血化瘀和软坚散结的功效直接作用于病灶，针对性强，故疗效显著。

第七节　乳腺炎（乳痈）

一、概述

乳腺炎一般发生在哺乳期，俗称“奶疮”，是以乳房红肿、疼痛，乳汁排出不畅以致结脓成痈为特点的急性化脓性病证，一般发生在一侧乳房，中医称之为“乳痈”。现代医学认为，当感染原经乳头或乳管口侵入乳房组织引起炎症就是乳腺炎。

本病临床表现为乳房内存在一发红、有触痛的肿块，受累乳房一侧腋窝腺体及锁骨上肿大的淋巴结也会发生触痛，乳房灼热、疼痛、跳痛，甚至化脓、溃烂，影响哺乳。

中医认为，乳痈多由肝郁气滞、胃热壅滞、乳汁瘀滞所致。乳头属足厥阴肝经，肝主疏泄，能调节乳汁的分泌。若情志内伤，肝气不郁，厥阴之气失于疏泄，使乳汁壅滞而结块，郁而化热，热盛肉腐则成脓。乳房属足阳明胃经，乳汁为气血所化生，产后恣食肥甘而致阳明积热，胃热壅盛，导致气血凝滞，乳络阻塞，发生痈肿。各种原因造成的乳汁排出不畅，或乳汁过多而婴儿不能吸空，造成余乳积存，使乳络闭阻，乳汁瘀滞，日久败乳蓄积，化热而成乳痈。中医将此证分成三个阶段：气滞热壅（郁乳期）、火毒炽盛（酿脓期）、毒盛肉腐（溃脓期）。此症的治疗越早越好。

三通法临床治疗乳痈简便、快捷、显效，治疗宜清、宜消、宜散。采用温通法中的火针疗法，此法既是温通法，也有强通法的寓意，可以说是用火针来做强通法。以火针的疏经通络、活血化瘀、软坚散结和消炎止痛功效来治疗此证，得心应手，疗效显著；火针点刺病灶的效果立竿见影。治疗时火针要烧红，根据病灶面积决定扎针数量，比如乒乓球大小的面积，宜扎 5～10 针，脓血流出，则达到治疗目的，基本一次痊愈。需要注意的是火针的进针深度不能过深，也不能扎透病灶，所以第一针最重要，只要出脓、出血即证明深度合适，但若脓血中带有乳汁，则证明扎深或扎穿了。一旦扎穿，则需要产妇配合，尽量将乳汁吸出，减小乳房内部的压力，促使针眼愈合。

火针治疗乳腺炎行之有效，施针时动作要流畅、平稳，匀速进针，不疾不徐，准确把握深浅，做到安全有效。

二、病案举隅

【病案一】

患者，女，28 岁。产后 60 天哺乳期感到右侧乳房胀痛，次日发现右乳红肿，疼痛加剧，因需要哺乳，所以异常焦急。1 周后症状越发严重，乳房疼痛呈跳痛，程度加剧，前来就医。

治以活血化瘀，清热解毒。针方：火针点刺病灶。火针烧红后瞄准红肿的最高点点刺，拔针后即有脓血流出，沿着病灶的边缘部位再扎 3～5 针，待脓血流净，治疗结束。治疗一次后患者痊愈。火针强大的活血化瘀和消炎解毒功效在治疗中起着至关重要的作用。

【病案二】

患者，女，30 岁。产后 6 个月，左侧乳房红肿、疼痛半个月余，加重 3 天，前来就诊。初诊：左侧乳房 2 点钟方向有一处红肿，疼痛。

治以活血化瘀，清热解毒。针方：火针点刺病灶。火针烧红，从病灶边缘扎起，共计 10 余针，血液流出，未见脓液。患者经治疗 1 次后痊愈，未再来诊，可见火针的活血化瘀和清热消炎的功效强大。

第八节 肠 梗 阻

一、概述

各种原因引起的肠内容物通过受阻统称为肠梗阻，急性肠梗阻有时诊断困难，病情发展快，常致患者死亡，它是内科常见的急腹症之一。

本病临床多表现为阵发性腹痛，伴恶心，呕吐，腹胀，停止排气、排便等。本病属于中医“肠结”“腹胀”“痞证”的范畴。六腑者，传化物而不藏，故实而不能满，六腑以通为用。六淫侵袭、七情失和、饮食不节等均能引起腑气不通，阴阳关格，津液燥竭，糟粕痞结，致使肠道阻塞，大便不通。本病主要由于饮食不节、劳累过度、寒邪凝滞、热邪郁闭、湿邪中阻、瘀血留滞、燥屎内结或虫团集聚等因素使胃肠道通降功能失调而滞塞不通造成。《素问·举痛论》云：“热气留于小肠，肠中痛，瘅热焦渴则坚干不得出，故痛而闭不通矣。”中医认为肠梗阻是由于大肠传导功能失常导致肠内容物不能正常运行或通行障碍而致。

肠梗阻临床表现为腹痛突发，疼痛剧烈而拒按，痛在脐周，恶寒，肠鸣有声，呕吐，口干，口苦，大便闭结，苔黄腻，脉洪大而滑。肠梗阻的基本病机是肠道痞塞、腑气不通，以痞、满、燥、实为主证。但要与便秘区分开来，肠梗阻的性质比便秘更为严重，故不能混淆。

《医学入门》云：“关格死在旦夕，但治下焦可愈……”古人明确地指出了此证的危急、危险程度，同时也指出治疗的方向和方法。通利下焦是治疗此证的首选方法，下焦不通则气机逆乱。但究其病证，人体必然正虚，因此扶助正气也实为治疗之基本。通调腑气、清利肠道为治疗之要，使下焦通畅，此证可愈也。

治以疏肝理气，清利下焦。选择套穴：18 通，火 5，带 2，快针点刺咳喘 10，痛 10 火后毫或直接毫火加灸。针方中 18 通可疏肝健脾、理气养血、扶助正气、通利下焦、疏解腑郁，针对本证的主要病机调整腑气，疏通大肠而通利下焦。临床所见患者情况复杂，且症状有阶段性变化，在治疗中使用火 5 仍要谨慎，不宜针刺过深，因为肠梗阻会出现严重的腹胀，甚至“腹胀如鼓”，深刺易伤及脏器，引发危险。为了操作安全，严重腹胀时禁用火 5，待症状允许时再用。肠梗阻严重时，患者俯卧很困难，痛 10 也很难正常使用，但是痛 10 的介入在治疗中具有很重要的作用，此时可以令患者侧身，火针点刺痛 10，待病情允许后再正常使用痛 10。腹部胀满是肠梗阻突出的临床症状之一，减轻腹胀是当务之急，三通法治疗腹胀最关键的穴位就是足三里穴，在治疗中可以对足三里穴施以“九六补泻”法，即平补平泻法，旨在减轻腹胀。针方中快针点刺咳喘 10 是基于中医“肺与大肠相表里”理论，可增强肺气以促进大肠功能而正常排泄。痛 10 是离病灶最近的套穴，痛 10 火后毫或直接毫火所产生的功效直接作用于大肠，对肠道进行濡养，针对性极强，能够促进大肠正常排泄，润肠通便，降逆为顺。诸穴相伍，以通为用，此证可解。

二、病案举隅

【病案一】

患者，女，45 岁。半个月来便秘，逐渐加重。近 3 日未排大便，来诊前突发肚脐周围疼痛，疼痛剧烈，难以忍受，伴恶心欲呕。来我处求治。初诊：怀疑严重便秘，但经仔细询问，因患者腹痛突发，疼痛剧烈且拒按，痛在脐周，诊断为肠梗阻。

治以疏肝理气，降逆除痞，润肠通便。针方：18 通，带 2，痛 10 火后毫加灸。患者就诊时腹大胀满，不能扎火 5，不能俯卧，只能侧身火针点刺痛 10，足三里穴施平补平泻法。治疗后腹胀略有减轻，少量排便（燥屎）。连续治疗 2 次后，患者腹痛和腹胀症状均有所减轻，排出一些干便。继续治疗，视患者腹部变软，遂施以火 5，只扎 0.3 寸深，18通，痛10火后毫加灸。治疗后患者症状发生明显变化，排气、排便，呕恶消失，食欲增加，情绪好转。继续治疗3次后，患者所有症状消失，排便正常。巩固治疗5次，结束治疗。痛10火后毫功于温经通络、除瘀散痞及温通下焦，在治疗中具有重要作用；艾灸的温热功效作用于肠道，直接濡润肠道，温阳祛邪。

【病案二】

患者，女，58岁。反复腹痛2个月，近5日腹胀痛加剧，腹大如鼓，未排大便，经西医检查诊断为“肠梗阻”，前来求治。

治以疏肝理气，润肠通便。针方：18通，带2，火5，痛10火后毫加灸。治疗时患者腹胀满而大，故火5不能深刺。由于腹胀满不能俯卧，治疗先期未用痛10。治疗1次后，患者腹胀痛、腹胀满略减，腹部稍软，有排气。第二次治疗，由于患者腹部稍软，火5进针略有加深，患者侧身可火针点刺痛10。治疗2次后，患者腹部继续变软，排出少许干便球。治疗3次后，患者腹软，实施痛10火后毫加灸法，患者症状明显改善，腹胀痛消失，能够正常排便。十诊后患者症状全部消失，一切正常，结束治疗。火5的活血化瘀、除痞止痛、温经通络的功效直接作用于病位，在治疗中起着重要作用。火针疏经通络、活血化瘀及软坚散结的功效通过痛10作用于病位，再加上灸法的温热功效入里，可温经补虚祛邪。

第九节　疝　　气

一、概述

疝气以少腹、阴囊等部位肿大、疼痛为主症，可涉及腰、胁、背、心窝部、脐周，止作无时。中医又称为“小肠串气”“偏坠”等。

《黄帝内经》认为肝经和任脉是疝气受病的主要脏腑经脉。元代朱丹溪认为湿热内郁、寒邪外束是疝气发病的病因。肝郁气滞，肝本受邪，或情志伤肝，或土壅木郁，肝气郁结，失于疏泄，经脉失和而致疝，说明肝脏与疝气的发生有直接关系。疝气的发生常与感受寒湿、劳累过度、年老体弱等因素有关。本病病位在少腹与前阴，前阴在任脉循行路线上，足厥阴肝经绕阴器抵少腹，故本病与任脉、足厥阴肝经密切相关。

疝气有多种证型，不同的疝气有不同的临床表现。常见证型有寒疝：阴囊冷痛，睾丸坚硬拘急，形寒肢冷，面色苍白；湿热疝：阴囊肿热，肢体困重，尿黄，便秘；狐疝：昼则肿坠，夜则入腹，按之有声，如狐之昼出夜归。不同的病因病机引发不同的证候。

治以疏肝，通络，消肿，止痛。基础针方：降压套穴，火5。降压套穴可疏肝健脾、理气散结，属于此病的常规治法。关键治疗步骤是火5，火针以它强大的温煦之功、活血化瘀之功、消肿止痛之功调节冲任、软坚散结、消肿止痛，关键是火针能有效地调节经络和脏腑功能，祛寒湿，清郁热，散瘀滞，除痞结，极大地激发经气，调整恢复脏腑功能。火针点刺腹部5条线，不能采取一、二、三秒进针法的进针速度，火针要烧红进针，匀速、不疾不徐进针，动作流畅，离穴不离经，避开石门穴，自脐下针刺至耻骨联合水平线上。临床中对于伴有腹股沟痛者，也可以在痛点火针点刺，但是要采取一、二、三秒进针法的进针速度，火针不必烧红。

诸穴相伍，散结通络，疏肝理气，通调冲任。火针的参与至关重要，是治愈此证的制胜方法和手段。

二、病案举隅

【病案一】

患儿，男，8岁。右侧阴囊肿大，偏坠，少腹经疼痛，情绪激动时，症状明显，诊断为“疝气”。

治以温通散结，消肿止痛。针方：毫针火针火5，降压套穴留针

10 min。治疗10次后，患儿右侧阴囊明显缩小，偏坠减轻，腹痛消失。继续治疗10次，患儿右侧阴囊与健侧相比等大，偏坠消失。继续巩固治疗10次。火针的疏经通络和活血化瘀的功效在治疗中作用突出。

【病案二】

患者，男，70岁。因多年前经右肋间手术形成“刀口疝”，疝逐渐增大，压痛越来越明显，睡眠时不能右卧，同时也引起心理上的巨大压力，前来就诊。初诊：可见右肋间约15 cm×10 cm大小的凸起，有压痛。

治以温通散结，消肿止痛。针方：降压套穴，病灶部位火针点刺、密刺、散刺、围刺，然后毫针密刺。针灸治疗5次后，患者病情无明显变化。继续治疗5次后，患者病灶发生变化，明显变软，压痛明显减轻。治疗1个月后，病灶处压痛消失，病灶变小变薄。继续治疗1个月以后，病灶继续缩小，无压痛，患者满意，继续巩固治疗。火针的活血化瘀、疏经通络、软坚散结功效在治疗中起着至关重要的作用，这种功效是毫针所达不到的。对于病灶部位采用火针的多种刺法是根据具体病情所制定的治疗方法。

【病案三】

患者，女，75岁。多年“疝气”，时好时坏，发作时少腹疝气大如鸭蛋，阵痛，表面薄弱，疼痛难眠，手按住肿块才能行走，口干口苦，脾气急躁。西医建议手术，患者拒绝，寻求中医治疗。初诊：右小腹外侧可见一如鸭蛋大隆起，舌淡苔薄白，脉弦细。

考虑患者正处于发作期，疼痛难忍，故以火5温通散结，消肿止痛。火5时沿着病灶边缘进行围刺，避开疝气区域，其他火5穴位正常施术，火针后患者疼痛立减。一诊后触诊患者隆起明显缩小，呈鸡蛋大小，起身走路不用按压腹部。效不更方，三诊后隆起病灶小如鸽子蛋，疼痛几乎消失，睡眠佳。五诊后触诊患者隆起如小枣，患者疼痛消失。治疗10次后，患者皮肤如常，触诊已摸不到任何异物，睡眠佳，无口苦现象，结束治疗。火针的活血化瘀、疏经通络、软坚散结功效在治疗起着关键作用。

第十节 肩关节周围炎

一、概述

肩关节周围炎，简称肩周炎，又称“凝肩”“五十肩”等，中医称“肩痹”“漏肩风”“锁肩风”“单臂不举”等。现代医学认为本病是由一种慢性炎症或退行性非细菌炎症引起的肩部关节病变。

肩周炎是多发病、常见病，多发于中老年人，女性多于男性，右肩多于左肩，多为慢性进程。中医认为本病属痹证。《素问·痹论》云：“风寒湿三气杂至，合而为痹也。”《济生方·痹》云：“皆因体虚，腠理空疏，受风寒湿气而成痹也。”古人认为肩周炎的发生主要是由于身体虚弱又感受风寒湿邪气所致。《针灸甲乙经》中有“肩痛不可自带衣”“肩痛欲折，臑如拔，手不能自上下”的记载，形象地描述了肩周炎的痛苦症状。中医认为肩周炎的病因包括内因和外因两个方面。内因为体虚，主要是脾虚，无力抵御外邪侵袭。外因包括六淫、劳损和外伤，此外，不良睡姿也是诱发肩周炎的病因之一。六淫侵袭指的是风、寒、湿邪的侵袭，可以单独致病，亦可两三种邪气相兼致病。劳损指的是长年累月慢性损伤，不仅损伤了气血筋骨，而且导致气滞血瘀，是肩周炎重要的致病因素。外伤也是肩周炎发病的重要因素。《张氏医通》云：“或因提挈重物，皆致臂痛。”《古今医统大全》曰：“手足久损，筋骨差爻。”说明劳损是肩周炎发病的主要因素。不良睡姿引发的肩周炎不易被察觉。肩周炎在临床上主要表现为一般无外伤或明显外伤，可有肩关节疼痛，活动受限，尤其进行手臂外展、后伸、内收等动作时，常由于牵拉肩周围肌肉组织引起疼痛。

严重的肩周炎患者会在夜间疼痛，起床稍活动后减轻，严重影响生活质量。

肩周炎本身不属于疑难杂症，但是人们普遍抱有侥幸心理（认为会自愈）而错过最佳的治疗时机，直至夜间疼痛难忍，无法入睡，严重影响生活质量，才去就医，致使简单病证拖成疑难杂症，从而加大了治疗难度。所以我们面对肩周炎病变时，一定要高度重视，认真对待，及时治疗，而且要有长期治疗的心理准备，医患双方均应重视此病，及时沟通。中医将此病分为：手阳明经证、手少阳经证、手太阳经证、手太阴经证。不同的病因病机引发不同的证候。

肩周炎的病因主要在脾胃，其主要诱发因素为六淫侵袭。治以扶正祛邪，健脾理气，活血化瘀，疏经通络，消炎止痛。基础针方：大扶正，条口透承山（患侧），听宫（患侧），肩 4（患侧）。针方中大扶正可疏肝健脾、理气养血、扶助后天之本，加上脐 4（灸）使温阳补虚之力大增，化生气血，濡养四肢筋脉。如果患者有阳亢之证，大扶正可以改成降压套穴，其他穴位不变。肩 4 直接作用于病灶处，可活血化瘀、祛寒除滞，对疾病直接进行针对性治疗。条口穴和承山穴分别属足阳明胃经和足太阳膀胱经，条口透承山一针两穴，成为经外奇穴“条山”穴，专门治疗各种肩关节病变。其在此的作用是缓解局部的疼痛症状，祛除凝滞，鼓舞中焦之气，令其透达四肢，濡筋骨，利关节，通经脉，祛除风寒湿邪，促使凝泣之经脉畅通。对于初患此病或症状较轻的肩周炎，仅此一穴便可治疗，无须再用其他穴位。听宫穴除了治疗耳疾外，还是治疗落枕、肩背痛的重要穴位，因为严重的肩周炎也会累及颈部、背部，所以治疗肩周炎时配伍听宫穴。

在临床中针对疼痛较重的病证可以采取古人的“巨刺法”，即“左病右治，右病左治”的方法，也就是扎健侧的方法。临床中针方为：大扶正，条口透承山（患侧），听宫（患侧），肩 4（健侧）。这种扎法主要是针对肩周炎疼痛症状突出的患者，疗效显著。

以上论述的是肩周炎的一般常规治法，如果遇到严重且久治不愈者，还要火针或毫火的介入，施针部位主要是肩 4 部位或肩关节周围阿是穴，火后毫或直接毫火。火针要烧红，针尖要向斜下方，深度不能小于 1 寸。施针时动作不能过猛，匀速进针。肩髃透臂臑是专门治疗肩周炎的透穴，需要用 3 寸针来操作。遇到严重病情，采取肩 4 毫火，肩髃透臂臑用 3 寸毫火，其余穴位用 1.5 寸针。此针法疗效显著，但需医师技术娴熟才能完成。对于治疗病情严重者，火针可起到关键作用。

二、病案举隅

【病案一】

患者，男，42 岁。右肩因运动损伤，多日未愈，迁延半年之久，未加治疗。高举、外展困难，屈伸不利，逐渐加重，前来就医。

治以疏经通络，活血化瘀。针方：大扶正，条口透承山（患侧），听宫（患侧），肩 4 火后毫（患侧）。治疗 3 次后，患者症状明显减轻。继续治疗 2 次后，患者症状全部消失。巩固治疗 2 次，结束治疗。火针具有活血化瘀和疏经通络的功效，这些功效直接作用于病变部位，诸穴相伍，火针与毫针配合，标本兼治。

【病案二】

患者，女，40 岁。右侧肩周炎半年，活动与否均异常疼痛，高举、外展时后背均异常疼痛。近 1 周症状加重，穿衣、梳头困难，晨起疼痛严重，活动后稍减，夜间疼痛加剧，难以入睡，前来求治。

治以疏经通络，活血化瘀。针方：大扶正，条口透承山（患侧），听宫（患侧），肩 4 毫火（患侧）。治疗 2 次后，患者夜间疼痛缓解，可以入睡，但白日疼痛依旧。遂调整针方：大扶正，条口透承山（患侧），听宫（患侧），肩 4（健侧）。即采用古人的“右病左治”的方法。治疗后患者症状明显改善。继续治疗 10 次后，患者症状全部消失，结束治疗。

【病案三】

患者，女，52岁。右肩部酸痛半年，遇寒凉加重，夜间疼痛加剧，失眠，乏力，西医确诊为“肩周炎”。患者肩部窜痛沉重，遇寒加重并恶风畏寒，右侧肩部肌肉明显萎缩，外侧压痛并有“扛肩”现象。初诊：舌淡，苔薄白，脉沉细；诊断为漏肩风，风寒湿痹型。

治以疏经通络，活血化瘀。针方：大扶正，肩4（患侧），条口透承山（患侧），听宫（患侧）。一诊时针刺条山和听宫，患者带针活动患侧肩关节10 min，立即感觉右肩关节疼痛缓解；然后大扶正，患侧肩4毫火，并对肌肉萎缩部位火针密刺，治疗后患者顿感症状明显减轻。效不更方，连续治疗5次后患者所有症状均大有好转。经过1个月的治疗，患者肩关节疼痛消失，关节灵活，肌肉组织恢复弹性，气色红润有光泽，患者满意，结束治疗。肩4毫火的温热功效作用于病变局部，起到活血化瘀、疏经通络作用，疗效显著。

【病案四】

患者，女，49岁。9个月前无明显诱因出现右肩关节疼痛，活动受限，休息后未见好转，劳累、受凉后疼痛加剧，未行诊疗。最近1周症状进行性加重，夜间疼痛，难以入睡，异常痛苦，前来就诊。中医诊断为漏肩风，寒凝血瘀型。

治以疏经通络，祛瘀除痹。针方：大扶正，条口透承山（患侧），听宫（患侧），肩4（患侧）火后毫。一诊后患者感觉右肩关节疼痛稍减，医嘱患者适度进行肩关节上举、外展、外旋、内旋等功能锻炼。连续治疗2周，患者症状明显减轻，遇寒加重情况明显改善。继续治疗1个月，患者症状全部消失，继续治疗中。火针治疗肩周炎有明显的优势，火针的活血化瘀和消炎止痛功效在治疗中起着重要的作用。

第十一节 颈 椎 病

一、概述

颈椎病，又称“颈椎综合征”，是指因颈椎间盘退变及其继发性改变，刺激或压迫相邻脊髓、神经、血管等组织而出现的一系列症状和体征的综合征。目前，由于生活和工作压力都比较大，甚至经常加班加点工作，颈椎病的发生越来越普遍，且趋于年轻化，这与职业和工作强度关系密切，常见于久坐伏案工作的人群。现在导致颈椎病的原因中有一种新的致病因素，即长时间低头看（玩）手机，这看似危害不大的姿势却是导致颈椎病的“隐形杀手”，需要高度注意。

颈椎病患者中较多的类型是颈型颈椎病和神经根型颈椎病，其在长期伏案工作人群很普遍。神经根型颈椎病是颈椎周围的组织出现了问题，一般表现为手麻、头晕、项强等。比较严重的当属脊髓型颈椎病，病情比神经根型颈椎病严重得多，多在中年以后发作，男性较多，其临床表现除上肢麻胀、无力外，也可以出现手指间肌、鱼际肌萎缩的现象。病变还会影响下肢，病变初期患者自觉下肢麻木、无力；后期进展为重症者表现为下肢发紧、痿软、站立不稳、行走困难、容易摔倒，甚至出现膀胱、直肠功能障碍；久治不愈者还会出现下肢肌肉萎缩。这类颈椎病属于中医“痿证”范畴。颈椎病当中还有一种类型——交感神经型颈椎病，也是颈椎病中比较严重的类型之一，常见的症状有头痛、眩晕、恶心、呕吐、视力下降、听力减退、耳鸣、猝倒等症状，此病很容易与低血压、晕厥混淆。食管压迫型颈椎病会感到吞咽困难，咽部有烧灼样感。在各型颈椎病中，脊髓型颈椎病属于最严重的颈椎病，病程长，治疗难度大，极易留下后遗症，属于难以治愈的疑难杂症。

在治疗各型颈椎病时，火针的参与必不可少，在治疗中起着重要的作用。治疗颈椎病离不开套穴椎 8，这是三通法临床治疗颈椎病的专用套穴。此套穴可以火后毫或直接毫火，根据病情，椎 8 也可以改为椎 11 或椎 14。火针一定要烧红，深度不可超过 0.5 寸，匀速进针，不疾不徐，动作不能过猛。此部位比较危险，因此火针施刺不可过深，力度不可过大。

针对神经根型颈椎病，治以舒筋活络。基础针方：椎 8，肾 8，委中至昆仑。上肢发麻加上曲池、合谷、八邪；颈椎病伴有后背痛，加上胛 6，严重者可以椎 8、胛 6 火后毫。根据患者病情来决定肾 8 灸与不灸。肾 8 与椎 8 的组合，也是基于三通法“颈腰同治”的原则，同时也可补益先天之本，加强肾的“主骨、通脑、生髓”功能。委中至昆仑属于远端配穴，上病下治，配合治疗。严重且久治不愈者，可以椎 8 火后毫或直接毫火。此类颈椎病相比较脊髓型颈椎病，治疗较简单。

脊髓型颈椎病症状复杂，而且病程长，一般都是经中西医治疗而疗效欠佳的患者，故治疗难度很大。治以舒筋活络。基础针方：椎 8（或椎 14、椎 11），肾 8（灸或不灸），环中至昆仑火后毫。对严重脊髓型颈椎病还要加火点督，火针密刺肌肉萎缩部位。若颈椎牵扯到后背痛，则加上胛 6 火后毫。火针点刺椎 8、椎 11、椎 14 时火针要烧红，动作不宜过猛，匀速进行，深度不能超过 0.5 寸。如果需要火点督，应采用一、二、三秒进针法的进针速度，火针不必烧红，离穴不离经。这种颈椎病都有下肢症状，所以必须要扎环中至昆仑且火后毫。环中穴必须使用 3 寸毫火（因为火针的长度不够）。如果下肢有肌肉萎缩，则必须使用火针密刺，首先扼制住萎缩的势头，然后增加肌肉的力度与弹性。

脊髓型颈椎病属于疑难杂症，需要坚持长期治疗，治疗初期首要目标是扼制住病情的发展，而非治愈，只有控制住病情，才能再图好转，乃至痊愈。治疗颈椎病唯火针不治，火针在治疗中至关重要且不可或缺。

二、病案举隅

【病案一】

患者，女，54 岁。左颈项不舒 2 年余，加重 5 天，手麻、下肢乏力、头晕、两肩酸重，步履有时欠稳。磁共振成像提示：颈椎退行性病变，第 3～6 颈椎椎间盘突出，椎管狭窄，第 4～6 颈椎脊髓受压，西医诊断为“脊髓型颈椎病”。中医诊断为痿证，脉络瘀阻型。

治以疏经通络，祛瘀通滞，壮骨强筋。针方：火点督，椎 8 火后毫，肾 8（免灸），环中至昆仑火后毫，大扶正。治疗后患者颈部疼痛有所缓解，头晕消失，下肢乏力较前缓解，手麻未见缓解。继续治疗，针方加上八邪火后毫。治疗 5 次后，患者手麻木症状消失，下肢乏力明显缓解，步履平稳，精神状态佳。继续治疗中。火针强大的疏经通络、温阳通髓和祛痿除滞的功效在治疗中起着重要的作用。

【病案二】

患者，男，60 岁。下肢痿软、走路不稳 5 年，加重 2 个月，伴握力减弱，言语含糊不清，情绪波动极大，脾气暴躁，睡眠极差，西医检查确诊为“脊髓型颈椎病”并建议手术治疗，前来求治。

治以疏经通络，通督生髓，壮骨强筋。针方：火点督，椎 8 火后毫，肾 8 火后毫免灸，环中至昆仑火后毫，降压套穴。针灸治疗 1 周后，患者走路稍稳，手握力增强，情绪稍稳定，余症变化不大。继续治疗 1 个月，患者症状明显改善，言语清晰，睡眠明显好转。继续治疗 1 个月，患者大部分症状消失，只在劳累、恼怒后病情出现反复。此病属于疑难杂症，需要长期治疗，并结合体能锻炼，继续治疗中。火针的温热功效作用于病位可通督醒脑、生髓壮骨、激发经气、升发阳气、疏经通络，作用显著。

【病案三】

患者，男，60 岁。1 年余前出现不明原因下肢走路不稳，继而双上肢无力，经西医检查诊断为“颈椎椎管狭窄，脊髓型颈椎病”。经中西医治疗，效果不明显，食欲减退，严重失眠，情绪低落，前来我处求治。初诊：患者无法直线行走，遇小障碍会被绊倒，双上肢麻木，上举困难，小鱼际已有萎缩，语言迟缓，无法下蹲，手抖不能写字。中医诊断为痿证。

治以疏经通络，温通督脉，强筋壮骨。针方：火点督，椎 11 火后毫或直接毫火，肾 8（灸），环中至昆仑火后毫，大扶正，双内关透郄门，神门。一诊后患者病情无变化。连续治疗 5 次，患者上肢力量增加，睡眠有所改善，食欲稍增。继续治疗 10 次，椎 11 火后毫与毫火交替进行，患者症状均不同程度改变。连续治疗 1 个月，患者所有症状均处于缓慢好转中。连续治疗 3 个月，患者症状明显改善，走路平稳，上肢有力且麻木消失，语言流畅，睡眠安稳，继续治疗中。火针的活血化瘀、疏经通络、强筋壮骨功效作用于颈椎与督脉，在治疗中起着至关重要的作用，尤其是椎 11 直接作用于病位之上，具有极强的针对性，在治疗中起着重要的作用，这是毫针所达不到的。

第十二节　强直性脊柱炎

一、概述

强直性脊柱炎是以骶髂关节和脊柱附着点炎症为主要症状的疾病，可以引起异常免疫应答。其病变特点包括四肢大关节、椎间盘纤维环和附近结缔组织纤维化和骨化，以及关节强直。强直性脊柱炎属于自身免疫性疾病范畴，病因尚不明确。

强直性脊柱炎属于中医“骨痹”范畴，古人也称“龟背风”“竹节风”“脊强”等。此病晚期，中医将其归于“大偻”的范畴，认为久治不愈的强直性脊柱炎的晚期症状，部分符合“大偻”的特征。骨痹的病名首见于《黄帝内经》，在《素问 · 长刺节论》中云：“病在骨，骨重不可举，骨髓酸痛，寒气至，名曰骨痹。”中医认为此证多为先天不足或后天失养，肾精亏虚不能濡养督脉，督脉失荣，造成督脉空虚，外邪乘虚而入，主要为风、寒、湿邪闭阻经脉筋骨，气滞血瘀而致本病。强直性脊柱炎是一种难以治愈的疑难杂症，且严重影响生活质量，患者极为痛苦。

强直性脊柱炎一般起病比较隐蔽，早期无任何症状，少数有乏力、消瘦、间断性低热、厌食、轻度贫血等症状，极易耽误治疗。本病发作绝大多数先侵犯骶髂关节，继续发展而上行至腰椎、胸椎、颈椎，病变处关节有炎性疼痛，并伴有关节周围肌肉萎缩，僵硬感，晨起症状明显。随着病情迁延及病程延长，整个脊柱常发生强直，给患者生活带来极大的不便，继而引发情绪上的焦虑与抑郁。

本病病机以肾虚、督脉空虚为本，寒湿或湿热、瘀滞为标，属于虚证，阳虚之证。治疗原则为祛风散寒，活血化瘀，补肾壮骨，通经活络，消炎止痛，激发人体经气、阳气。基础针方：火点督后毫，火针点刺夹脊后毫针，肾 8（灸），环中至昆仑火后毫，大扶正。针方中的关键是艾灸与火针，此证唯温阳祛邪不可治，艾灸与火针都具有很强的温阳功效，再有强直性脊柱炎造成的肌肉僵硬，普通毫针无法化解，只有火针才能奏效。火针以其温热、活血化瘀、软坚散结和消炎止痛的功效可有效地治疗此证。火针点刺督脉和夹脊可通脉生髓、祛瘀除痹、强筋壮骨、激发人体经气和阳气。火针后施以毫针可疏经通络、恢复肌肉弹性，作用显著。火点督治疗意义重大，督脉为阳脉之海，通髓、通脑，统一身阳气，火点督可极大地激发人体经气与阳气。强直性脊柱炎的病位就在脊柱上，正是督脉的循行路线，所以火点督后毫，既是扶正也是祛邪。脊柱的平衡依赖于脊柱两侧的肌肉拉力，火针点刺夹脊后毫针，正是调整脊柱两侧肌肉的拉力、弹性与韧性，既是扶正也是祛邪。肾 8（灸）以温阳之法温阳益肾，壮骨生髓，扶助先天，提升人体正气，同时也是中医“肾主骨”理念的具体体现。

大扶正可疏肝健脾、理气养血、扶助后天之本，使气血生化有源，提升人体正气。有久治不愈病证的患者下肢会有许多症状，故环中至昆仑火后毫配合火点督、肾 8（灸）从整体出发，配合对下肢症状加以治疗。针方中脐 4 加灸，温阳而补中，提升脾阳，提升脾气，使人体肌肉得以濡养，同时抵御外邪（风、寒、湿邪）的侵袭。这是三通法大局观与整体观的具体实施。

强直性脊柱炎除了脊柱（腰椎、胸椎、颈椎）症状之外，还会有其他部位的症状，如肌肉萎缩，根据具体情况可以火针点刺病灶部位，也可以直接毫火。还有一点值得注意，治疗时火针一定要烧红，每一针都要保证温度，只有高温（500℃以上）火针才能有效治疗此证。施刺时匀速进针，不疾不徐，离穴不离经。此证需要长时间治疗，为了使肌肤得以修复，每次施刺火针一定要错开上次的针眼。另外，火针进针深度的把握也十分关键，身体部位不同，火针深度亦不同，但是对于任何部位火针的深度都不能小于 0.3 寸。温度、深度是火针治疗是否有效的关键。因为此病风、寒、湿邪已经入骨（里），若未保证火针温度、深度，则难以祛邪。为保证患者能够耐受，火点督与火针点刺夹脊可以交错进行。比如这一次用火点督时，夹脊可以施以毫针，待下次治疗时，改火针点刺夹脊，督脉施以毫针。这样可使肌肤有时间得到恢复，同时也可舒缓患者紧张的心情，便于治疗顺利进行。

只有坚定信念，相信针灸，医生、患者、家属三方配合，治疗期间适当加强体育锻炼，持之以恒，才可能战胜顽疾。

二、病案举隅

【病案一】

患者，男，46 岁。患强直性脊柱炎 10 年，背部佝偻，颈椎高昂后仰，无法平躺睡觉，翻身时两胁肌肉疼痛难忍，由于长期扬头，颈椎僵直，胸部肌肉僵化，自己无法穿袜、穿鞋，站立看不到脚，情绪波动时症状加重，气候变化对症状也有很大影响，患者无法正常工作和生活，严重影响生活质量，前来治疗。

治以疏经通络，温通督脉，强筋壮骨，祛湿除痹。针方：火点督后毫，火针点刺夹脊后毫针，椎 8 火后毫，肾 8 火后毫加灸，环中至昆仑火后毫，火针点刺两胁疼痛部位，大扶正，火针点刺胸部僵化肌肉，火针点刺颈 6。背部督脉与夹脊采取交替扎法，即一次火点督加毫针扎夹脊，一次火针点刺夹脊加毫针扎督脉，使患者肌肤得以修复，同时减少火针的密集刺激使患者能够承受。治疗 10 次后，患者可以翻身，颈椎僵硬程度降低，胸前肌肉变软。治疗 1 个月后，患者全身症状明显改善，能够自己穿袜子、穿鞋，翻身时疼痛减轻，肌肉萎缩部位有所恢复，气候变化对症状的影响也明显减弱。继续治疗 1 个月，患者大部分症状均得到缓解，翻身疼痛消失，睡眠安稳，腰部、颈部活动不受限，情绪平稳。继续治疗 3 个月后，患者全身症状基本消失，继续治疗中。火针与艾灸的温热功效对于激发人体经气与阳气作用突出，尤其是火点督、火针点刺夹脊直接作用于病灶对于改善症状有突出疗效。

【病案二】

患者，男，28 岁。高中时期经常腰背酸痛，未予重视。随着年龄增长，症状逐渐加重，略显驼背，不能大量运动，不能劳累，否则酸痛加剧。经西医检查确诊为“强直性脊柱炎初期”，虽病情发展比较慢，但思想负担越来越重，前来求治。

治以疏经通络，通督生髓，壮骨强筋。针方：火点督，火针点刺夹脊，火针刺点胛 6，肾 8 火后毫加灸，椎 8 火后毫，委中至昆仑火后毫。每次治疗火点督与火针点刺夹脊交替进行。治疗 1 个月后，患者症状明显改善，情绪也略有好转。嘱患者逐步加强体育锻炼，增强体能，配合治疗。继续治疗 1 个月后，患者症状明显改善，体能状态逐渐提升。连续治疗3个月，患者所有症状消失，心态平稳，体能增加，疲劳感和倦乏感消失，结束治疗。火针的活血化瘀和消炎祛痹的功效直接作用于病灶，疗效明显。艾灸的温热功效、温阳益肾和生髓壮骨作用突出。

【病案三】

患者，女，36岁。腰骶部反复疼痛多年，胸椎、臀部多有疼痛，天气变化时则晨起加重，平素怕冷，月经量少。西医检查诊断为"骶髂关节炎，强直性脊柱炎"。中医诊断为骨痹，脾肾阳虚型。

治以疏经通络，强筋壮骨。针方：椎8，肾8（灸），八髎（灸），环中至昆仑，双骶髂关节毫火。一诊后患者疼痛有所好转，化验报告人类白细胞抗原-B27阳性，可明确诊断为"强直性脊柱炎"。调整针方：火点督后毫，火针点刺夹脊后毫针，椎8，肾8火后毫加灸，八髎火后毫加灸，环中至昆仑，大扶正。10次为一个疗程，1周3次。治疗3个月后，患者腰痛、胸椎痛、畏寒等症状均好转，天气变化对患者无影响，后按1周治疗1次行巩固治疗。火针与艾灸的温热功效在治疗中作用突出，尤其是火针的疏经通络和活血化瘀功效直接作用于病灶，作用明显而直接，在治疗中至关重要。

第十三节 脊柱侧凸

一、概述

脊柱侧凸也称为"脊柱侧弯"。正常人的脊柱从后面看应该是一条直线，并且躯干两侧对称；当全脊柱的侧方弯曲＞10°时，即可确诊为脊柱侧凸。轻度的脊柱侧凸患者没有明显的不适，外观上看不到明显的躯干畸形。较重的脊柱侧凸会影响婴幼儿及青少年的生长发育，使身体变形，严重影响心肺功能，甚至累及脊髓，造成瘫痪。

脊柱侧凸根据病因可以分为结构性和非结构性。非结构性脊柱侧凸的病因包括长期坐姿不良（如跷二郎腿）、腰腿痛、肿瘤、双下肢不等长、髋关节挛缩、炎症刺激（如阑尾炎）及癔症等。结构性脊柱侧凸多为先天性（如先天性楔形椎）或由一些特殊疾病引起。长期从事重体力劳动也易引发脊柱侧凸，多见于中年以上甚至老年人。上述病因中，以先天畸形和从事重体力劳动造成脊柱劳损最常见。

脊柱侧凸是脊柱平衡失调造成的，也就是脊柱两侧的肌肉拉力失衡造成的，脊柱逐渐弯向拉力大的一侧，而形成侧凸。中医认为，肾主骨生髓，上通于脑，此证主要因为肾气不足所致。脊柱对应的是人体的督脉，督脉总督一身之阳气，脊柱侧凸说明人体的阳气运行出现问题。脾主肌肉，肝主筋，肾主骨，脊柱两侧肌肉拉力不平衡造成侧凸是脾肾亏、肝阴虚造成的。长期肝肾阴虚、骨失濡养、筋失荣润、外伤劳损、六淫侵袭、先天不足、情志所伤都会造成背部骨、肉、筋功能失调而侧凸。

治以疏肝健脾，益肾通督，养骨生肌。基础针方：火点督，火针点刺夹脊，火针点刺膀胱经，肾 8（灸），委中至昆仑，椎 8，大扶正。火针以其强大的温热功效温阳而通督，激发人体经气与阳气，疏经而活络。脊柱侧凸主要是脊柱两侧的肌肉拉力不均衡所致，三通法通过火点督和火针点刺夹脊和膀胱经可活血通络、温经助阳，使脊柱两侧肌肉得到充分的血气濡养，从而使僵硬的肌肉组织恢复弹性和拉力，力量达到均衡，使侧凸脊柱得以矫正。火点督主要针对脊柱，火针点刺夹脊和膀胱经主要针对脊柱两侧肌肉。肾 8（灸）可温阳益肾、补益先天、激发经气与阳气，并能生髓壮骨。椎 8 为远端配穴，辅助治疗。委中至昆仑作为远端配穴，加强对膀胱经功能的调整。大扶正可疏肝健脾、理气养血、化生气血、扶助后天、提升人体正气，使人体肌肉得以荣养。火针疏经通络的功效直接作用于病变部位，疗效显著。诸穴相伍，先天、后天同时调补，激发督脉经气与阳气，使脊柱两侧肌肉拉力均衡，以治愈此证。

夹脊与膀胱经均平行于督脉，对脊柱的平衡起着至关重要的作用。可以在这三条线上交替施刺火后毫，隔次替换，既可满足治疗的需要，又可给肌肤恢复的时间以保护皮肤。针刺时要做到离穴不离经，火针不必烧红，采用一、二、三秒进针法的进针速度，做到“针下有声，针后有晕”即可，深度要达到0.5寸以上。火针的参与是治疗的关键，是不可或缺的，只有火针才能使僵滞的肌肉恢复弹性，均衡拉力，这是毫针无法完成的。此证属于疑难病、慢性病，要坚持长期治疗。

二、病案举隅

【病案一】

患者，女，19岁。站时两肩不同高，不耐疲劳，经西医检查确诊为“原发性脊柱侧凸”，前来就治。

治以温阳通督，强筋壮骨。针方：火点督，火针点刺夹脊，肾8（灸）。坚持治疗半年，患者恢复正常。治疗中火点督、火针点刺夹脊作用突出，促进了脊柱两侧的肌肉拉力均衡，肌肉弹性的增强使侧凸的脊柱得以矫正。

【病案二】

患者，女，60岁。站立时两肩明显不同高，劳累后腰背酸痛，逢气候、季节变化时背部明显不适，患者长期从事体力劳动。

治以温阳益肾，强筋壮骨。针方：火点督，火针点刺膀胱经，肾8火后毫加灸。治疗5次后，患者腰痛明显好转，脊柱侧凸无变化，但气候、季节变化不再引起背部不适，继续治疗。结合该患者的实际情况，多年侧凸的脊柱已无法恢复正常，患者治疗后无症状且无痛苦即达到治疗目的。火针的疏经通络功效在治疗中起到了关键的作用。

【病案三】

患儿，女，8岁。脊柱严重向右侧弯曲，个别内脏已受到压迫，位置偏移。经中西医药物、推拿正骨、康复等治疗效果不明显，前来治疗。

治以疏经通络，壮骨生肌。针方：火点督，火针点刺夹脊，火针点刺膀胱经。每次治疗火针点刺 5 条线（督脉、夹脊、膀胱经），隔日治疗。连续治疗 10 次后，患儿侧凸的脊柱稍获矫正。连续治疗 1 个月后，患儿病情开始好转。连续治疗 3 个月后，患儿症状已有明显改善。中断一段时间后继续治疗。火针的温热、活血化瘀和疏经通络的功效在治疗中作用非常突出，这也是毫针达不到的疗效。

第十四节　肱骨外上髁炎

一、概述

肱骨外上髁炎，俗称“网球肘”，是发生于肱骨外上髁及周围软组织的无菌性炎症，以肘外侧疼痛为主要临床表现。中医称为“肘劳”，属于“伤筋”“痹证”范畴。

此病多见于女性，多由劳损及外伤引起，与职业、运动、习惯动作密切相关。其主要病因为肘关节长期劳作，以致劳伤气血，血不荣筋，筋骨失去濡养，风寒之邪乘虚侵袭而致。因此中医将此证归属于“伤筋”范畴。此病易在网球运动员发生，因而得名“网球肘”。此证在临床上起病比较缓慢，初起劳累后偶感肘外侧疼痛，休息后疼痛减轻或消失，日久则逐渐加重，如做提水、拧毛巾、扫地等动作时均感疼痛和乏力，疼痛向上臂及前臂放射，呈持续状。严重者肘关节僵硬、活动受限、无力。肘劳的病因主要是长期劳作及寒邪侵袭。病变初期人们往往不重视，认为可自愈，未寻求治疗，以致错过最佳治疗时机而转为慢性病。

治以疏肝健脾理气，活血化瘀。基础针方：小扶正，局部火后毫。在小扶正滋阴扶正的基础上对病灶重点调治，利用火针温热、活血化瘀、疏经通络及消炎止痛的功效直接作用于病灶。火后毫的要求与其他火后毫治法有所不同，火针与毫针要求必须扎至骨膜，但是力度不可过大，触及骨膜即可，否则会伤及骨膜，同时也会损坏火针。另外，火针一定要烧红，匀速进针，不疾不徐，动作流畅。火针后毫针密刺同样也要刺至骨膜，如果直接毫火也是同样要求。患此证者一般都有较长病史，对于顽症，患者必须做好长期治疗的思想准备，认真对待，坚持治疗，才可能痊愈。

二、病案举隅

【病案一】

患者，女，55岁。右肘关节疼痛多年，近1个月加重，右侧上肢无力，不能提重物，甚至不能提壶倒水、扫地、拧毛巾等，夜间疼痛加剧，影响睡眠，前来就医。

治以疏经通络，祛瘀通痹。针方：小扶正，病灶部位火后毫。火针与毫针密刺都扎至骨膜。针灸治疗1次后，患者症状明显改善。肘部病灶火后毫与毫火交替使用，针刺5次后，患者疼痛基本消失，只有劳累或干重活时，才略有不适。继续治疗10次后，患者所有症状消失，结束治疗。针对这类陈旧性炎症，火针与毫火有着特殊的疗效，火针的疏经通络和活血化瘀功效是毫针无法替代的。

【病案二】

患者，女，60岁。右肘关节痛10余年，日渐加重，经西医检查确诊为“肱骨外上踝炎”。最近半个月有阵发性疼痛，夜间尤为严重，不能提重物、拧毛巾、提壶倒水，劳累、受寒后症状加剧，前来我处治疗。初诊：右肘表面无红肿，有压痛。

治以疏经通络，消炎止痛。针方：小扶正，病灶局部火后毫或直接毫火。首次治疗时在小扶正的基础上对右侧肘关节火后毫，要求火针与毫针均扎至骨膜，触及骨膜即可，第一次治疗后患者症状基本无改善。

第二次治疗将肘部火后毫改为直接毫火，要求毫火一定要扎至骨膜。针后患者症状稍有好转，夜间疼痛减轻。连续治疗 5 次后，患者症状有所好转，夜间疼痛消失。连续治疗 10 次，患者所有症状消失，结束治疗。毫火的活血化瘀和疏经通络功效可根治顽疾，在治疗中作用强大。

【病案三】

患者，男，40 岁。半年前运动时伤及右肘关节，运动时疼痛、无力，休息数日后症状消失。后又在运动中复发，症状比之前更严重，休息 2 周后症状稍有缓解，但右上肢仍无法发力，前来就医。

治以疏经通络，活血化瘀，消炎止痛。针方：小扶正，病灶部位毫针密刺。治疗 2 次后，患者症状基本没有缓解。第三次治疗调整针方为：小扶正，病灶部位火后毫。治疗后患者症状明显好转。连续治疗 3 次后，病灶部位火后毫改为直接毫火，继续治疗 5 次，患者症状全部消失，结束治疗。治疗中火针所起的作用很关键，可活血化瘀、消炎止痛。

第十五节 肌肉痉挛

一、概述

肌肉痉挛，俗称“抽筋”，是肌肉发生的不自主的强直收缩所表现的一种症状。人们常说“腰酸背痛腿抽筋”，其实这种现象就是中医所说的“寒邪伤人”的典型特征，这些症状在中医的寒证里称为“收引”，即收缩挛急之意。肌肤表面遇寒则毛孔收缩，寒邪进一步侵入经络关节，经脉挛急，进而肌肉痉挛，导致关节屈伸不利，行动则肌肉疼痛。肌肉痉挛经常发生在下肢，“小腿抽筋”在现代医学上称为“腓肠肌痉挛”，严重者全身肌肉都会痉挛。

寒是阴气的表现，最易损伤人体阳气，阳气受损，失去温煦作用，人体全身或局部就会出现寒象，如畏寒怕冷、手足不温等。如果寒气侵入人体内部，经脉气血失去阳气的温煦就会导致气血凝结、阻滞不畅，除头痛、胸痛、腹痛、腰背痛外，还会出现肌肉痉挛的现象。所以，寒邪侵袭是肌肉痉挛的重要原因之一。此外，肝主全身筋膜，与肢体运动有关，肝血不足、筋脉失养是肌肉痉挛的主要病因。肝藏血以荣筋，夜卧则血归肝而藏，荣筋之血，尤显不足，故于夜里发生肌肉痉挛。现代医学认为肌肉痉挛多由缺钙、受凉、局部神经血管受压引起，此外，剧烈运动或工作劳累也能导致肌肉痉挛的发生。中医认为此病最主要的外邪就是寒邪，因此，温通法可以治疗此疾。

此证临床主要表现为多在夜间发生，腓肠肌强直性收缩、疼痛，可持续发作数秒至数分钟不等。此病多见于老年人和体弱人群。

治以温经散寒，温经通络，温阳祛邪。基础针方：椎 8，肾 8（灸），委中至昆仑火后毫。针方中椎 8 属于远端配穴，下病上治，辅助治疗。肾 8（灸）可扶助先天，温阳益肾，提升正气。治疗的关键是委中至昆仑火后毫，其在治疗中起着至关重要的作用。火针强大的温热、祛寒除滞、活血止痛功效是此病的“克星”，火针后加毫针使功效倍增。还有一种治法就是直接毫火，在肌肉痉挛最严重的部位（承山穴周围）毫火密刺，以承山穴为中心，其周围再扎 4 针，这种围刺针法对肌肉痉挛症状疗效显著，火针的温热功效直接作用于病灶，针对性极强。寒邪致病，遇温则散，所有的症状表现均属于火针的治疗范围。治疗此证最有效、最突出的方法就是温通法，艾灸与火针的功效非常切合肌肉痉挛的病因病机，所以温通法是治疗肌肉痉挛最有力的武器。

二、病案举隅

【病案一】

患者，女，72 岁。最近 1 个月来，经常夜间腿肚子抽筋，有时一夜发作数次，短则数秒，长则数分钟，发作时疼痛异常，影响睡眠。

次日早上起床小腿后部仍然很痛，严重影响生活质量，遂前来医治。

治以疏经通络，温阳除滞。针方：椎 8，肾 8（灸），委中至昆仑，承山穴火后毫或以承山穴为中心毫火密刺。治疗 3 次后，患者症状基本消失，偶尔发作，时间仅数秒。治疗 5 次后，患者症状消失，继续巩固治疗 5 次，结束治疗。火针的疏经通络、温经散寒和活血化瘀的功效在治疗中作用突出，疗效明显。

【病案二】

患者，男，68 岁。近半个月来感到形寒肢冷，而且还会夜间出现腿抽筋的现象。经辨证诊断为脾肾阳虚。

治以疏经通络，温阳补虚，温阳除痹。针方：大扶正，椎 8，肾 8（灸），委中至昆仑火后毫。治疗 3 次后，患者形寒肢冷情况明显好转，夜间偶发腿抽筋，且时间较短。治疗 5 次后，患者症状全部消失，结束治疗。火针的疏经通络、活血化瘀作用非常显著，艾灸的温热和温经散寒作用对于治疗此证效果非常显著。

【病案三】

患者，女，65 岁。夜间右侧小腿抽筋半个月余，加重 3 天，前来治疗。

治以疏经通络，温阳除痹。针方：椎 8，肾 8（灸），委中至昆仑火后毫，病灶（承山穴）处毫火密刺。针 1 次，患者痊愈。火针的温经散寒、活血化瘀、温经散寒功效直接作用于病位之上，可以针对性地进行治疗，加上艾灸的温热功效使温经散邪作用更为突出。

第十六节 腰 腿 痛

一、概述

腰腿痛是临床中的多发病和常见病之一，临床表现为腰部或臀部及下肢部疼痛、活动受限。不分性别，各个年龄段都有可能发生，中老年人居多。本病可以多年久治不愈或极易复发，而且病情严重会影响生活质量。在诸多致病因素中，最常见的病因就是腰椎间盘突出症。特发性腰腿痛实际上很少见，大部分都是腰部问题引起腿部问题，故称腰腿痛。

腰腿痛病因很多，包括创伤、炎症、肿瘤和先天性疾患等。中年以上的腰腿痛，大部分是腰椎间盘突出症造成的。腰椎间盘突出多发于腰 4-5 或腰 5- 骶 1，起病较为隐蔽，症状不显著，往往不会引起重视。当患者腰椎间盘膨出时腰痛的症状比较明显。当病程较长，长达 5 年以上，发展成腰椎间盘突出后，以下肢麻痛为主要特征。借鉴现代医学理论，这种下肢麻木、疼痛的症状是神经根受突入椎管的髓核机械性压迫和周围组织及神经根炎症反应所致。当症状转移至下肢后腰部症状反而会减轻，下肢麻痛的症状会逐渐加重，夜间疼痛加剧，严重影响生活质量。

中医认为“腰为肾之府”，肾气的盛衰直接影响腰部，凡是腰病均与肾虚有关。《备急千金要方·腰痛》曰：“凡腰痛者有五：一曰少阴，少阴肾也，十月万物阳气皆衰，是以腰痛。二曰风痹，风寒着腰，是以腰痛。三曰肾虚，役用伤腰，是以腰痛。四曰暨腰，坠堕伤腰，是以腰痛。五曰取寒眠地，为地气所伤，里以腰痛，痛不止引牵腰脊皆痛。”古人将腰腿痛的病因病机阐述得简洁明了。本病内因缘于肾虚；外因包括劳损，外伤，风、寒、湿邪侵袭，这些均为腰腿痛的致病因素。中医将此病归属于“坐臀风”“痹证”的范畴。

治以温阳益肾，疏经通络，祛瘀止痛。也就是微通法与温通法两法并用，艾灸与火针（毫火）并用，补脾阳，益肾阳，先天、后天同时调补。基础针方：肾 8 火后毫或直接毫火加灸，患侧环中至昆仑火后毫或直接毫火，健侧委中至昆仑，椎 8，大扶正。针方中肾 8（灸）可温阳而益肾，补益肾气，扶助先天之精，以补肾之虚，肾 8 可以火后毫或直接毫火，如寒湿较重，直接毫火效果更明显。这是从源头、从根本上治疗腰腿痛。环中至昆仑的使用遵循了古人“经脉所过，主治所及”的理念，同时也是古人“腧穴所在，主治所在”理念的具体实施。病情较重、病程较长的案例可以患侧环中至昆仑火后毫或直接毫火，治疗中需要特别注意的就是环中穴一定要使用3寸毫火。这是因为此部位火针施刺长度不足，达不到所需的深度，必须采用3寸毫火来弥补火针长度的不足。健侧施以委中至昆仑辅助配合治疗。在临床中多以单侧下肢麻痛出现，一般情况下以扎患侧为主。病程较长的病案还会出现肌肉萎缩的现象，这就需要火针密刺肌肉萎缩部位，而且只有火针才能使其好转和恢复。

腰腿痛是慢性病，就腰椎间盘突出和腰椎间盘膨出而言，腰椎间盘膨出更易治疗，尽管此证来势凶猛，腰痛的症状严重，但是病程短，没有潜伏期，而且发展至腿的现象较少；腰椎间盘突出则不然，如果腰椎间盘突出长期不复位，久治不愈，则会增生，压迫神经，进而出现下肢麻木、疼痛的症状。因此，对于腰椎间盘病，无论是腰椎间盘突出还是腰椎间盘膨出，治疗都离不开艾灸与火针的介入，充分利用温通法的优势是治疗腰腿痛的关键，且行之有效。

二、病案举隅

【病案一】

患者，男，55岁。患腰椎间盘突出症6年，右腿麻木、疼痛1个月余，起立、起床、久站、久坐后疼痛加剧，活动后疼痛稍减，夜间麻木、疼痛加剧，行走障碍。西医影像检查示陈旧性腰椎间盘突出，造成压迫，前来医治。

治以温补肾阳，生髓壮骨，疏经通络。针方：肾8火后毫加灸，右侧环中至昆仑火后毫（环中穴3寸毫火）或直接毫火，左侧委中至昆仑，椎8。治疗3次后，患者疼痛稍减，麻木依旧，夜间疼痛缓解。连续治疗10次后，患者症状全部减轻，仅麻木症状尚存在，继续治疗。治疗中右侧环中至昆仑火后毫与毫火交替进行，对于右下肢麻木较重的部位施以火针散刺，治疗 1 个月后，患者症状基本消失。继续巩固治疗 1 周，结束治疗。火针的温通经络和活血化瘀的功效直接作用于病位具有针对性，在治疗中作用彰显。

【病案二】

患者，女，60 岁。患腰椎间盘突出症多年，无明显症状。2 周前无诱因出现左腿麻木、疼痛，遇寒凉疼痛加剧，症状日趋严重，夜间因疼痛难以入睡，晨起症状更加严重，行走疼痛加剧。经辨证诊断为腰腿痛，腰椎间盘突出压迫神经所致，病根在腰，表现在腿。

治以疏经通络，温阳益肾，针方：椎 8，肾 8 火后毫加灸，左侧环中至昆仑火后毫（环中 3 寸毫火），右侧委中至昆仑。针灸治疗 1 次后，患者症状明显改善。治疗 3 次后，患者症状基本消失。治疗 10 次后，患者痊愈。火针的疏经通络和活血化瘀的功效在治疗中作用突出。

【病案三】

患者，男，46 岁。5 年前患腰椎间盘突出症，腰痛反复发作，最近 1 年腰痛症状缓解。1 个月前突发左下肢麻木、疼痛，活动后症状减轻，久坐、久卧起身后，疼痛、麻木加重。近 1 周夜间症状加重，难以入睡，前来求治。

治以温阳益肾，疏经通络。针方：椎 8，肾 8（灸），左侧环中至昆仑火后毫，右侧委中至昆仑，隔日 1 次。治疗 3 次后，患者症状稍有缓解，夜间腿痛减轻，睡眠有所改善。治疗 5 次后，患者腿部感到轻松，睡眠进一步改善。治疗 10 次后，患者各种症状均明显改善。连续治疗 1 个月后，患者症状基本消失。巩固治疗 10 次后，结束治疗。火针的疏经通络和温通经脉的功效，尤其是环中至昆仑火后毫，对于症状的缓解起着重要作用。此外，火针的功效直接作用于病位将古人“经脉所过，主治所及”的理念体现得恰到好处，疏通经脉作用明显。

第十七节 骶 骨 痛

一、概述

骶骨痛主要与劳累、受凉及长时间坐姿密切相关，腰椎间盘病变也是造成骶骨痛的主要原因之一。风湿痹证、劳损、房事劳伤、肝肾虚弱、外邪侵袭、腰扭伤等均能引起骶骨痛。

骶骨，中医称“尾闾”，《灵枢·骨度》又称“尾骶”，上连腰脊，下连尾骨。中医认为骶骨痛的主要病机就是肾气亏虚所致。根据“腰为肾之府”“肾主骨”，肾虚往往是腰病的基础，也就是说，腰病一般均与肾脏有关。有些患者因先天不足，骶骨未完全闭合，因劳累或损伤而诱发骶骨痛。其表现为起病较缓慢，而且疼痛症状也不严重，常伴有遗尿等症状。因血瘀气滞造成的骶骨痛常见于体胖的女性或有明显跌仆挫伤史者，起病突然而疼痛剧烈，尾部压痛明显。

治疗此证需补益精气，温阳补肾，活血祛瘀止痛。基础针方：痛 10（灸），椎 8，委中至昆仑或环中至昆仑。此针方既可补益肾脏，又能对病灶针对性治疗，属于治病求本的典型治疗。痛 10 可以火后毫，也可以直接毫火，火针的参与可活血化瘀、温经散寒、祛痹止痛，能够做到标本兼治。再加上艾灸，可温阳补虚、温经通络、滋补先天、活血化瘀止痛，激发人体阳气。还有一种治法，即肾 8 加八髎适合腰痛伴有骶骨痛的患者，病情严重者可以火后毫或直接毫火，肾 8、八髎火后毫或直接毫火之后加上艾灸，其温阳补虚止痛的作用更加强大。肾 8 加八髎的针法在三通法临床上一般禁止使用，仅适合于腰痛伴有骶骨痛的情况，如果病情需要，可以毫针刺肾 8、火针点刺八髎，或者火针点刺肾 8、毫针刺八髎。治疗时应加上椎 8，这是基于三通法“颈腰同治”的治疗理念。委中至昆仑是依据针灸远端配穴的原则。

对于治疗此证，温通法疗效显著，火针更是不可或缺的，但是，无论是毫针还是火针与毫火，针刺八髎穴技术含量要求均较高，尤其是火针与毫火，必须取穴准确，上髎穴必须进孔，其他三髎可以不进孔，按照人体高矮胖瘦，均衡排列其他三髎，这就需要借鉴现代医学的人体解剖学知识，掌握八髎的正确位置，才能做到精准取穴。治疗时火针不必烧红，采取一、二、三秒进针法的进针速度，不疾不徐，匀速进针，做到“针下有声，针后有晕”，深度必须达 0.5 寸以上，才能保证疗效。这就要求施针者多实践、多总结，找出规律，只有熟练掌握此针刺技术，才能保证治疗质量和治疗效果。

二、病案举隅

【病案一】

患者，女，58 岁。腰痛半年，近期发展至骶骨痛，翻身、弯腰疼痛加剧，久坐、久卧之后站立行走痛甚，活动后疼痛稍减。夜间疼痛，难以入睡。季节变化对病情影响较大，劳累后病情加重。最近 1 周症状加重，故前来就治。

治以温阳益肾，疏经通络。针方：肾 8、八髎火后毫加灸，椎 8，委中至昆仑。一诊后患者症状有所缓解。二诊后患者夜间疼痛减轻。三诊后患者夜间疼痛消失，翻身无碍。治疗 5 次后患者症状明显改善。针方不变，继续治疗 10 次后患者腰痛、骶骨痛症状基本消失。针方中减掉火针，毫针巩固治疗 5 次后结束治疗。治疗中火针强大的活血化瘀、疏经通络功效是非常突出的。

【病案二】

患者，女，40 岁。因“骶骨痛 3 年余，加重 3 天”来诊。患者自述 3 年来腰骶部疼痛反复发作，以骶骨处为主，受凉或劳累后加重。体格检查发现骶髂关节分离试验（4 字试验）阳性。腰椎磁共振成像示腰 4-5、腰 5- 骶 1 椎间盘突出 0.5 cm。无其他不适，纳、眠可，二便调。

治以温阳益肾，疏经通络。针方：椎 8，肾 8、八髎毫火加灸，委中至昆仑。针后患者腰骶部疼痛即刻减轻。隔 2 天针治 1 次，继续治疗 5 次后患者腰骶部疼痛全部消失。毫火具有疏经通络和活血化瘀的功效，在治疗中八髎的毫火直接作用于病灶，起到重要作用。

【病案三】

患者，男，63 岁。在我处治疗高血压，近半个月出现骶骨痛，最近 3 天夜间疼痛，难以入睡，晨起疼痛严重，活动后逐渐减轻，求治。

在治疗高血压降压套穴的基础上，加上痛 10 火后毫（考虑有高血压，不灸），委中至昆仑。治疗 3 次后，患者症状有所减轻，夜间疼痛消失。继续治疗 2 次后，患者骶骨痛基本消失，继续治疗。火针的活血化瘀、疏经通络功效直接作用于病变处，针对性强，疗效显效。

第十八节 足 跟 痛

一、概述

足跟痛是指足跟部疼痛，不红不肿，不能久立多走，甚则站立艰难，其病因为跟骨慢性劳损或炎症，如跟腱炎、足底脂肪垫炎、跟周滑囊炎、跖筋膜炎等。足跟痛主要是软组织疼痛，对生活影响较大。目前，此病属多发病，以女性患者居多。

足跟痛属于中医“骨痹”范畴。中医学认为足跟痛多因气血亏虚，肝肾不足引起，属于虚证。气血亏虚，血虚不荣，肝肾不足而骨髓失养。外邪侵袭也是足跟痛的致病因素之一。如《素问·痹论》所言：“风寒湿三气杂至，合而为痹也。”外伤也是足跟痛的致病因素之一。老年体弱，肾精不足，气血运行不畅，经脉痹阻，肌肉筋骨失养，不通则痛，不荣则痛。隋代巢元方称足跟痛为“脚根颓”，并形容：“脚根颓者脚跟忽痛，不得着也，世俗呼为脚根颓。”朱丹溪在《丹溪心法》中称之为“足跟痛”。此证在老年、女性及肥胖人群中发病率较高。在诸多因素中，肾虚是不可忽视的总病机。

本病临床多表现为足跟痛、行走痛、站立痛。有些患者活动后疼痛加剧，有些患者久卧、久坐之后站立行走时疼痛最为剧烈，活动后疼痛反而减轻；有些患者遇冷疼痛加剧，有些患者则遇热疼痛加剧。此病多因治疗不及时错过最佳的治疗时机，使病情加重乃至成为顽症，严重影响生活质量。

治以温阳补肾，疏经活络，祛瘀止痛。基础针方：肾 8（灸），椎 8，委中至昆仑，女膝，火针点刺病灶（痛点）。此证为虚证，阳虚之证，因此温补肾阳为重中之重，艾灸与火针的作用至关重要。针方中肾 8（灸）可温阳补肾、生髓壮骨，从源头治疗，治病求本。椎 8 属于下病上治，辅助治疗。委中至昆仑可疏经活络、活血化瘀、疏通筋脉。女膝穴属于经外奇穴，具有较强的行气通络之功，而且位于病灶部位，中医认为“腧穴所在，主治所在”，故其对治疗足跟痛有直接作用。治疗足跟痛最有效、最直接的方法就是火针点刺病灶或病灶直接毫火。火针以其强大的温热功效可温经通络、活血化瘀、消炎止痛，作用于病灶，疗效显著，是三通法治疗足跟痛的“杀手锏”。病灶局部以毫火密刺，疗效也很突出。治疗本证时应从全局出发，整体考虑，艾灸、火针、毫针综合治疗，突出重点，事半功倍。

治疗足跟痛，重在辨证准确，把握病机，艾灸与火针果断出击，可根治顽疾。

二、病案举隅

【病案一】

患者，女，60 岁。左侧足跟痛半年，劳累后加剧，久坐、久卧之后站立行走痛甚，稍加活动后痛减。近 1 周因天气寒冷，病情加重，痛点由足跟正中向内踝扩散，并出现夜间疼痛，前来求治。

治以疏经通络，温阳除痹。针方：椎 8，肾 8（灸），女膝，委中至昆仑，痛点火后毫或直接毫火。治疗1次后，患者症状基本无改变，继续治疗。第二次治疗针方不变，痛点火后毫改为直接毫火，针后患者症状稍减轻。治疗5次后，患者症状明显改善。继续治疗10次后，症状基本消失。巩固治疗5次，结束治疗。火针的热功效可以活血化瘀、疏经通络，其功效直接作用于病灶，针对性极强，在治疗中起关键性作用。

【病案二】

患者，男，62岁。右侧足跟痛5年，时好时坏，近10余天加重，持续疼痛，夜间痛甚，前来求治。

治以疏经通络，温阳除痹。针方：椎8，肾8（灸），女膝，委中至昆仑，痛点火后毫或直接毫火。治疗5次后，患者症状明显改善。治疗10次后，患者症状消失，结束治疗。火针在治疗中的作用非常关键，可疏经通络、活血化瘀，这是毫针无法替代的。

【病案三】

患者，女，62岁。右侧足跟痛半年，近半个月加重，日间活动后疼痛减轻，入夜后疼痛加剧，晨起下地最为严重，活动10余分钟后，症状可减轻。神疲肢倦，畏风自汗。初诊：舌淡，脉滑。

治以疏经通络，温阳除痹。针方：肾8（灸），椎8，女膝，委中至昆仑，火针点刺痛点。一诊后患者夜间疼痛缓解，晨起下地后足跟痛减轻。继续治疗2次后患者夜间没有症状。十诊后患者所有症状完全消失，治疗结束。火针的活血化瘀、疏经通络的功效直接作用于病灶之上是治疗的关键。

第十九节 股骨头坏死

一、概述

股骨头坏死为股骨头血循环障碍，局部骨小梁断裂或股骨头囊变、塌陷，以患侧髋关节疼痛、活动受限为主要临床表现的疾病。中医称为“骨痹”“骨痿”“骨蚀”等。《素问·痿论》云：“肾者水脏也，今水不胜火，则骨枯而髓虚，故足不任身，发为骨痿。”《圣济总录》有云：“肾胀之病，腹满引背央央然、腰髀痛者是也，盖肾主腰脚……肾经所过，抵少腹通膀胱经支内，过髀枢循髀外，是动则病髀不可以曲。”古人认为股骨头坏死的主要病因就是肾虚，“肾主骨”，凡骨骼病变均与肾有关。股骨头坏死的早期症状主要表现为一侧臀部或腹股沟部及腰部出现疼痛，膝关节部位出现牵拉性疼痛，下肢感觉寒凉、无力、酸着，这些症状不一定同时出现，可能仅出现一两种。随着病程的迁延，患者会出现跛行，行走疼痛，髋关节内旋、屈曲、外旋功能障碍。晚期股骨头处会出现塌陷，跛行加重，行动困难，疼痛更加明显，下肢无力，怕冷，下蹲困难，髋关节活动受限进一步加重，同时有腿不等长的表现。

中医认为，股骨头坏死（骨痹）是由内因和外因共同造成，内、外因相互作用，使人体阴阳失衡，气血失衡，而生成此疾，亦称“髀枢痹”。《灵枢·五变》云：“人之有常病也，亦因其骨节皮肤腠理之不坚固者，邪之所舍也，故常为病也。”《素问·脉要精微论》云：“膝者筋之府，屈伸不能，行则偻附，筋将惫矣。骨者髓之府，不能久立，行则振掉，骨将惫矣。”说明筋骨的强弱与肝肾精血的亏虚与否密切相关。《素问·宣明五气》指出：“久坐伤肉，久立伤骨，久行伤筋。”强调了长期劳损为该病的主要致病因素之一。六淫侵袭、邪毒外侵、先天不足、七情失和均可以造成骨痹，外伤也是造成骨痹的原因之一。《医宗金鉴》指出：“或因跌打损伤，或蹉垫挂镫，以致枢机错努，青紫肿痛，不能步履，或行止欹侧艰难。”《素问》记载：“因而强力，肾气乃伤，高骨乃坏。”股骨头坏死最主要的外因就是劳损与外伤，劳损并不仅仅指重体力劳动，家务繁重也可以造成劳损，进而发展为股骨头坏死，这也是女性患者较多的原因之一。当然，内因是肾虚，内因与外因共同作用而发病。

与此病关系最为密切的脏腑是肝、脾、肾三脏。肾为先天之本，“肾之合骨也”，肾主骨生髓，肾健则髓充，髓满则骨坚；反之，则骨枯髓萎，失去应有的再生能力。《难经·二十四难》指出：“足少阴气绝，则骨枯。”肾虚是骨痿的主要病机。肝藏血，与肾同源，两脏的荣衰相互影响，若肝脏受累，藏血失司，不能正常调节血量，则营养不济，造成骨痹。脾是后天之本、气血生化之源，脾健胃和则五谷腐熟、化生气血，若脾失健运，生化气血无源，则筋骨肌肉皆无气以生。所以，肝、脾、肾与股骨头坏死关系最为密切。三通法临床诊治多从全局出发，整体考虑，综合治疗，不孤立地看待每一种病证。

治疗股骨头坏死之证必须治病求本，升脾阳，补肾阳，温阳通络，扶正祛邪，以微通法、温通法并用，以艾灸、火针的温热功效振奋经气，激发阳气。基础针方：椎 8，肾 8（灸），环中至昆仑火后毫或直接毫火，大扶正，病灶关节部位（髋关节）火针密刺后毫针密刺或直接毫火密刺。火针密刺时，火针一定要烧红（温度达 500℃以上）进针，才能达到温阳化瘀、祛滞除痹的作用。针方中椎 8 主要用于配合治疗，远端取穴，上下呼应。肾 8（灸）可温阳益肾、壮骨生髓，调整肾功能以主骨生髓。艾灸的温热功效，可疏风散寒祛湿、温经通络，使邪气发散，激发人体阳气以御外邪，同时振奋人体经气，提高人体正气，扶正祛邪。环中穴必须施以 3 寸毫火（弥补火针的长度不足），对祛除症状、缓解疼痛作用明显。病灶部位火针密刺起着至关重要的作用，然后还要毫针密刺，火针后毫火密刺的疗效最为突出，这种扎法只适用于病灶（髋关节）部位，可加大刺激量，使治疗深度加深、力度加大。火针以其温热功效活血化瘀、疏经通络、祛风散寒、消炎止痛，在股骨头坏死治疗中积极有效、不可或缺。同时火针的应用也突出了温通法的特色，彰显了温通法的威力。大扶正可疏肝健脾、理气养血、补益后天之本、提升人体正气，使气血生化有源，提升脾阳，以荣养四肢肌肉，扶正以祛邪。

股骨头坏死之证有着错综复杂的病因与病机，发病过程较为漫长，应该及早治疗。病程越长，治疗难度越大。只有坚持治疗，相信针灸，相信温通法，医患配合，才可能战胜顽疾。

二、病案举隅

【病案一】

患者，女，45岁。左髋部疼痛多年，逐年加重，近1个月疼痛加剧，走路困难，跛行，上下楼疼痛加剧，左下肢屈曲、外旋动作困难，夜间痛甚。骶髂关节分离试验（4字试验）阳性，经西医检查确诊为“股骨头坏死”，并建议行关节置换术。患者选择保守治疗，遂来就诊。

治以疏经通络，活血化瘀，温阳除痹。针方：椎8，肾8（灸），左侧环中至昆仑火后毫，右侧委中至昆仑，大扶正，左侧髋关节火针密刺然后毫火密刺。五诊后患者症状有所缓解，夜间疼痛减轻。十诊后患者症状减轻，夜间疼痛消失。治疗1个月后，患者髋关节疼痛消失，跛行消失，行走、上下楼左髋部无疼痛。连续治疗3个月，患者所有症状消失。又巩固治疗1个月，结束治疗。火针属于温通法，能够温通经络、运行气血，加之局部毫火密刺，可起到舒筋活血、通络止痛的作用。火针与毫火的热功效直接作用于病灶可疏经通络、活血化瘀、除痹祛邪、促进局部气血循环。气血旺，筋骨壮，故能根治此证。

【病案二】

患者，女，55岁。两髋关节劳累后偶酸痛，经西医确诊为“股骨头缺血性坏死”，来我处治疗。

治以疏经通络，活血化瘀，温阳除痹。针方：肾8（灸），两髋关节直接毫火，委中至昆仑。治疗1周后，患者症状消失。又连续治疗10天，结束治疗。多年后回访，症状未再复发。本例患者治疗及时，加之火针与艾灸的功力强大，舒筋通络、活血止痛的功效起到关键作用。

【病案三】

患者，男，65岁。5年前无明显诱因出现右髋部疼痛，未予治疗。1年前症状加重，久行、久立后疼痛加剧，痛感向下放射至膝关节，严重时会出现短时间跛行，右下肢屈曲、外旋时疼痛加重，外贴膏药和口服塞来昔布等药物疗效欠佳，骶髂关节分离试验（4字试验）阳性，西医确诊为“股骨头缺血性坏死/股骨头无菌性坏死”，遂来就诊。中医诊断为骨痹，肝肾亏虚型。

治以温阳益肾，疏经通络。针方：椎8，肾8（灸），患侧髋关节火针密刺后毫针密刺，右侧环中至昆仑火后毫，左侧委中至昆仑，大扶正。针灸治疗10次后，患者疼痛症状较前明显改善，继续治疗20天，患者症状基本消失。嘱患者避免髋关节负重活动3个月，定期复诊。火针的温经通络功效和毫针的舒筋活血功效均加强了病灶部位的气血循环，气血足则荣骨。

【病案四】

患者，男，39岁。左髋关节疼痛伴活动受限4年余，右髋关节疼痛伴活动受限1年余。4年前无明显诱因出现左髋部疼痛，伴轻度活动受限，有饮酒史，西医检查诊断为“股骨头无菌性坏死”，经药物治疗，症状未好转，疼痛逐渐加重，跛行。近1年右髋关节也出现了疼痛，活动受限，且逐渐加重，遂前来诊治。中医诊断为骨痹，气滞血瘀型。

治以疏经通络，活血化瘀，温阳除痹。针方：大扶正，肾8（灸），环中至昆仑，病灶局部火后毫与毫火密刺交替使用。治疗10次后，患者双侧髋部疼痛均有缓解，右侧为著。火针与毫火、毫针起到了疏经通络、舒筋活血、化瘀止痛的效果。继续治疗10次，患者双侧髋部疼痛症状明显减轻，跛行步态有所改善。连续治疗2个月后，患者自觉疼痛症状完全消失。巩固治疗1个月，患者髋关节活动自如，步态正常，结束治疗。艾灸与火针在治疗中的作用至关重要，尤其是火针的强大功效直接作用于病灶，疗效显著。

第二十节　单纯性下肢浅静脉曲张

一、概述

静脉曲张是指由于血液瘀滞、静脉血管壁薄弱等因素导致的静脉迂曲、扩张、突出皮肤表面的病证。静脉曲张在身体的多个部位均可以发生，最常见的发生部位是下肢，病变局限于下肢浅静脉者称为单纯性下肢浅静脉曲张。

单纯性下肢浅静脉曲张在临床上多见，其主要发病原因为静脉壁软弱、静脉瓣膜缺陷及浅静脉内压力升高，因为深静脉回流不畅，导致浅静脉代偿性迂曲、扩张。本病多发生于长期站立、久坐和从事重体力劳动的人群，在寒湿环境下工作、有明显受寒受凉史的人群也多见。

静脉曲张属于中医“筋瘤”范畴，亦称“蛇丹”“蜘蛛疮”等。《外科正宗》云：“筋瘤者，坚而色紫，垒垒青筋，盘曲甚者结若蚯蚓。”本病溃破前中医称“筋瘤”，溃破后称“臁疮”。中医认为，本病乃因先天禀赋不足，经脉薄弱，加之久行、久立、久坐，受过大寒，过度劳累，进一步损伤筋脉，气滞血瘀，气血亏虚，热毒炽盛，以致筋脉不和，气血运行不畅，血壅于下，瘀血阻滞，脉络扩张充盈，日久交错盘曲而成，日久类似瘤体之状。亦有因远行、劳累、涉水淋雨、遭受寒湿、寒凝血脉、瘀滞脉络而为病。瘀久不散，化生湿热，流注于下肢经络，复因搔抓、蚊虫叮咬等诱发，则腐溃成疮，日久难以收敛。

中医认为，此证的病因病机多由情志内伤，肝气郁结，久而化火，肝经火毒蕴积，夹风邪而发。临床多表现为下肢酸胀不适及钝痛感，易乏力，多在久站、久行后上述感觉加重，通过平卧、肢体抬高则可缓解。病变中后期，静脉壁受损，静脉隆起，扩张、迂曲，呈蚯蚓样外观，以小腿内侧大隐静脉走行区最为明显。病程长者的肢体皮肤出现营养性改变，如脱屑、瘙痒、色素沉着等，甚至形成湿疹及溃疡，久治不愈，可伴有随血管走向的疼痛、下肢肿胀、瘀积性皮炎、浅静脉曲栓等症状。静脉曲张严重者有截肢的危险。

治疗此证非火针不治，普通毫针疗效甚微，很多人采取局部放血的方法，也不能根治，唯有火针才可治疗此证，因为火针具有强大的活血化瘀、软坚散结、通经活络、消炎止痛和祛腐生新的功效。基础针方：小扶正，内关透郄门，血海，病灶部位火后毫。针方中小扶正可疏肝、健脾、理气，滋阴而扶正，配合内关透郄门可调整全身血气。心主血脉而藏神，人体的血之病变均与心有关，所以必须有内关透郄门的参与。血海穴属足太阴脾经，主管全身之血，是治疗血证的要穴，具有活血化瘀、补血养血、引血归经之功效，人体血的产生、输布均与血海穴有关，是治疗中不可或缺的穴位。《针灸甲乙经》云："若血闭不通，逆气胀，血海主之。"《医学入门·卷一》言："血海主一切血疾及诸疮。"火针密刺病灶部位，然后毫针密刺，与诸穴配合，扶正祛邪，综合治疗。

病灶处的火针密刺在治疗静脉曲张过程中起着关键作用。以往针灸临床上治疗静脉曲张时，一般嘱患者取站位或坐位，采取火针点刺病灶的方法，而且扎得很深，产生喷射状的出血现象以达到放血的目的。其实火针点刺病灶的目的并非放血，而是将火针强有力的温热、活血化瘀、消炎止痛的功效作用于血管壁，恢复血管的弹性和功能，保障血管的血流畅通。针对肿胀明显、酸痛严重的患者，放血能改善症状，而且疗效非常明显，所以火针放血也要视病情而定。临床上运用三通法火针治疗静脉曲张时，均嘱患者取卧位，火针轻轻点刺，要求扎到血管但不扎透血管壁，尽量做到不出血或少出血。如果遇到有黑紫色色素沉着的病灶，尤其是以脚踝以上色素沉着为重者，则需扎进血管，但不扎穿，尽量放出黑色血液，皮肤的颜色会有所改善，皮肤颜色改善程度代表着病情的好转程度。当遇到肿胀严重者，火针点刺病灶会有黑色血液和黄色液体流出（黄色液体流出时间可达 48 h 以上），这对症状的缓解意义重大，出血（液体）之后症状会明显减轻。法无定法，必要时仍需放血。由于浅静脉都在皮下较浅部位，因此火针治疗静脉曲张严禁深刺。过去要求火针刺入血管壁而不扎穿血管，以免因皮下出血而造成皮肤乌青和人为肿胀，现在要求扎到血管壁而不刺入血管，做到不出血或尽量少出血，再结合毫针共同作用于血管壁而使血管恢复弹性与功能。对于严重肿胀且质硬病灶，基本看（触）不到血管，适当火针放出黑色血液和黄色液体对缓解症状具有明显作用，所以，是否放血要视病情而定，这即是法无定法。

施针后要保护好针眼，避免感染而加重病情。治疗此证，火针治疗不宜频繁，皮肤表面也需要濡养和恢复，以每周 2 次火针治疗为宜，其他时间可以毫针治疗，步骤、穴位和方法与火针相同，做到张弛有度。

二、病案举隅

【病案一】

患者，女，60 岁。左下肢静脉曲张 20 年，病情逐年加剧，左下肢酸、沉、胀、痛，不能长时间行走，上下楼困难。西医多次建议截肢，遭到患者拒绝，坚持保守治疗，遂前来我处治疗。初诊：左下肢弥漫性肿胀，看不到血管，肌肉僵硬，踝与膝之间皮肤发黑，三阴交穴上方有一核桃大小的溃破，脓、血、黄色液体溢出，味道难闻。

治以疏通经脉，活血化瘀，祛腐生新。针方：小扶正，内关透郄门，血海，病灶火后毫。医治此证以火针为主，火针的温热、活血化瘀、消炎止痛的功效作用于血管壁使血管恢复弹性。本例患者根本看不到、摸不到血管，火针烧红点刺皮肤最黑的部位和溃疡周围，流出不少黑色血液，然后流黄色液体，火针后密刺毫针。治疗3次后，患者左下肢肤色明显变浅，酸、沉、胀、痛的症状大大减轻。效不更方，继续治疗。1个月后，患者下肢皮肤黑色基本褪去，溃破伤口缩小，下肢肌肉逐渐恢复弹性。治疗3个月后，患者已无症状，溃疡伤口愈合，继续治疗。火针有升阳补虚、祛邪除瘀和通经止痛的功效，对于久站、久坐、劳累过度及寒湿之邪引发的静脉曲张疗效显著。

【病案二】

患者，男，70岁。20年前受寒凉后出现久立或久行时左下肢沉重、胀痛，严重时夜间疼痛，遇寒或劳累后疼痛加剧，中西医药物内服、外用疗效甚微，遂前来求治。初诊：左下肢数块皮肤呈黑色，踝以上肤色较黑，下肢弥漫性胀硬，看不见且摸不到血管。

治以温通经脉，活血化瘀。针方：左下肢火针点刺后毫针密刺，小扶正，血海，内关透郄门。初诊火针烧红点刺左下肢0.3寸深，针后黑色血液、黄色液体流出，停止出血后黄色液体始终在流，然后施以毫针密刺，小扶正，血海，内关透郄门。一诊后患者肿胀感明显减轻，下肢稍恢复弹性，硬实感减轻，黄色液体渗流2天，隔日治疗1次。复诊时，液体由黄色变为白色，仍在渗流。连续治疗10次，患者左下肢沉重感消失，胀痛消失，夜间疼痛消失，左下肢弥漫性肿胀基本消失，形成多个大小不一的结节，色素沉着处肤色明显变浅。继续治疗，火针点刺的重点为上述大小不一的结节。治疗1个月后，患者左下肢大结节变小，小结节消失，火针点刺时不再有液体流出，各种症状基本消失。效不更方，继续治疗中。火针的活血化瘀、温通经脉和消炎止痛的功效对于治疗静脉曲张作用直接且显著。

【病案三】

患者，男，68岁。双下肢静脉曲张多年，膝以下至脚踝皮肤发黑、疼痛，自述以前在农田插秧所致，中西医药物内服、外用治疗基本无效。现双下肢疼痛加剧，遇寒疼痛加剧，前来就诊。

治以活血化瘀，疏经通络，消炎止痛。针方：小扶正，内关透郄门，血海，火针点刺病灶部位。火针点刺后流出黑色血液和黄色液体，然后毫针密刺，小扶正，内关透郄门，血海。治疗 1 次后，患者自述疼痛减轻。继续治疗 5 次后，患者疼痛继续减轻，皮肤颜色也随之变浅，由黑色转为暗紫色。治疗 10 次后，患者疼痛消失，皮肤颜色转紫红色。3 个月后复来就医，患者下肢肤色几乎正常，无疼痛。继续巩固治疗 10 次，结束治疗。火针的活血化瘀、消炎散邪的功效直接作用于病灶处对静脉曲张针对性治疗，效果突出。

第二十一节　膝关节滑膜炎

一、概述

滑膜病变是一系列疾病导致的滑膜增生、充血、变性等反应的总称。本节论述的是膝关节滑膜炎。膝关节滑膜炎主要表现为膝关节肿胀、膨隆、胀痛、屈膝困难，上下楼疼痛加剧，下楼比上楼痛甚，无法长时间行走。根据三通法临床经验总结，本病女性患者多于男性，体胖者较多（膝关节超负荷），男性患者多为外伤所致。本证有时会表现为腘窝处疼痛，局部红肿热痛，劳累后疼痛加剧。其一般发病于单侧下肢，严重者双下肢发病。病灶处会呈现弥漫性肿胀，关节内有积液，无法下蹲，活动受限，严重者夜间痛甚，严重影响生活质量。

造成膝关节滑膜炎的原因有很多，现代医学认为本病多有外伤史或劳损史。中医认为本病病因多为外伤劳损、六淫侵袭、脏腑虚损等。有些患者由于身体过于肥胖，膝关节负荷过重，也是造成膝关节滑膜病变的原因之一。还有不当的运动、跳舞也会对膝关节造成伤害。古人仅根据临床表现来认识此病具有局限性，通过现代医学影像等检测手段有助于进一步认清病变的本质。借鉴西医的理论明确此种膝关节痛的病位在滑膜，从而使我们对滑膜病变的认识更加清晰明了，有助于中医更好地治疗此证。

治以疏肝健脾，温阳益肾，通经活络，消肿化瘀。基础针方：大扶正，火针点刺膝关节病灶部位，膝 5，肾 8。根据病情，尤其针对膝关节肿胀明显、病情严重者，需要用火针来探测膝关节是否有积液。治疗时嘱患者平卧，患侧腿屈膝，脚不离开床。助手推动患者脚踝向患者大腿根部至极限。什么是极限？就是患者痛到无法忍受。此时助手保持不动，医者以拇指按压膝关节周围的肌肉组织，通过按压检查会发现髌骨外缘上方有一弹性很大的凸起，对其消毒，找到凸起最高点，火针烧红后，迅速刺入病灶中（深度以 0.5 寸为宜），然后匀速拔出，拔针后一般会有黄色黏稠液体流出，此时助手仍不能松开脚踝，目的是让病灶有持续向外的压力，以使囊内液体流出。沿着第一火针位置周围再扎两三针火针，应仍然有黄色液体流出（可探明病灶的面积），如果液体流出不畅，可以拔罐（4 号）将液体吸出，直至液体完全流尽。助手松开患者的脚踝，让患者缓缓伸直下肢（注意：不能拉动患者的下肢）。临床上也可能存在无黄色液流出的情况。无论有无黄色液体流出，火针的温热、活血化瘀的功效，尤其强大的消炎功效均可直接作用于病灶，治疗效果显著。火针施毕，第一阶段治疗结束。第二阶段根据患者具体情况决定是使用大扶正还是降压套穴。针刺膝 5，病灶处可多扎数针毫针。基于中医“肾主骨”的理念，治疗还需肾 8 参与，可补肾壮骨、补助肾气、扶助先天之本，并根据病情来决定是否使用灸法（阴虚者禁灸）。治病求本，从源头治疗，这是三通法治则的具体体现。

针对膝关节滑膜炎的治疗，火针的作用至关重要，火针可将关节积液放出，并消除滑膜炎症，破坏滑膜病变的囊体，严重破坏病邪的生存空间，使病邪无以为靠，逼邪自退。治疗中，火针治疗频率一般以每周 1～2 次为宜，为了使皮肤得以恢复和机体自身吸收积液，可以扎过火针后再施以膝 5 毫火，病灶病位可以毫火密刺，加大治疗的力度，同时也是为了对囊体再度进行破坏。

俗话说“生命在于运动”，但并不适用于有膝关节滑膜炎患者。本病治疗期间需要静养，尽量减少体育锻炼和体力劳动，少走动。“三分治，七分养”，静养对于病情的恢复极为重要，对于这一点中西医观点一致。

二、病案举隅

【病案一】

患者，女，58岁。6个月前患者因劳累出现双膝关节疼痛，以左侧为重，上下楼时疼痛明显，屈伸活动受限，休息后症状可缓解，劳累、受凉后加重。上述症状反复加重。初诊：舌苔薄白，脉弦。中医诊断为痹证，湿热瘀阻型。

治以疏经通络，祛瘀通痹。针方：火针点刺痛点，大扶正，膝5。治疗时，嘱患者平卧，左腿屈膝，脚不离开床。助手向患者大腿根部推动患者脚踝，推至极限。火针烧红点刺髌骨外缘上方的凸起部最高点，扎进深度约0.5寸，针后立即有黄色黏稠液体流出（约20 ml），然后大扶正，膝5。一诊后患者关节疼痛明显减轻，膝关节肿胀也同时好转。后针方调整为大扶正，膝5，去掉火针。连续治疗5次，患者疼痛症状消失，关节肿胀消失。再次加火针点刺病灶，流出少量积液，然后大扶正，膝5。连续治疗5次，患者膝关节所有症状均消失，结束治疗。火针的作用在治疗中非常关键，其活血化瘀和消炎止痛的功效直接作用于病灶，效果显著。

【病案二】

患者，女，60岁。退休后开始爬山，逐渐出现爬山吃力，下山时膝关节疼痛，休息数天后症状可缓解。再次爬山时症状复现，休息后无缓解，且发展到无法下蹲，上下楼梯疼痛加剧，尤以下楼梯为著。前来就诊。初诊：两膝关节肿大，无法屈膝、下蹲，诊断为膝关节滑膜损伤。

治以疏经通络，活血化瘀，消炎除痹。针方：大扶正，膝 5，肾 8（灸），火针点刺肿胀部位。一诊时火针烧红点刺肿胀部位，立即有黄色黏稠液体流出，量约 20 ml。然后大扶正，膝 5，肾 8（灸）。针后患者顿觉双膝关节疼痛减轻。隔日治疗 1 次，1 周火针点刺病灶处 2 次。治疗 3 次后，针刺肿胀部位流出的液体明显减少。治疗 6 次后，针刺肿胀部位已无液体流出。连续治疗 1 个月，患者所有症状消失，结束治疗。火针的活血化瘀和消炎止痛功效作用于病变部位是有效治疗的保证。

【病案三】

患者，女，68 岁。跳广场舞时伤到右膝，休息多日未见好转，疼痛逐渐严重，出现行走困难，以下蹲或上下楼时疼痛为著，劳累后疼痛加重，外敷膏药治疗未见好转，来我处治疗。

治以活血化瘀，疏经通络。针方：大扶正，膝 5，肾 8（灸），火针点刺膝关节肿胀部位。第一次治疗，火针点刺膝关节肿胀部位有黄色黏稠液体流出，然后大扶正，膝 5，肾 8（灸）。治疗 1 次后，患者自述膝关节有明显轻松感。治疗 3 次后，火针点刺膝关节肿胀部位只有少量液体流出，患者下蹲、上下楼梯时疼痛症状消失。治疗 5 次后，患者膝关节肿胀消失，火针点刺不再有液体流出。针方去掉火针点刺，治疗 10 次后，患者所有症状消失，结束治疗。对于膝关节滑膜炎，火针可放出病灶积液，发挥强大的消炎功效，且可破坏滑膜病变囊体，使邪无所依，逼邪自退。

第二十二节　腱 鞘 囊 肿

一、概述

腱鞘囊肿是发生在关节附近的腱鞘内的囊性肿块，是因关节囊、韧带、腱鞘中的结缔组织退变所致的病证。囊内含有无色透明或橙色、淡黄色浓稠黏液。本病以单房性居多，多发于腕部或足背部，女性多见。本病起病缓慢，发病部位可见一圆形肿块，按压感觉坚实似骨骼，有酸痛感，活动及用力受限，严重时会造成一定的功能障碍。

此证与外伤、劳损密切相关，一些需要长期重复腕关节活动的职业，如打字、货物搬运、电脑操作等，都会引发或加重此病。还有家庭主妇也易患此病。少数腱鞘囊肿可自行消退，但也有部分患者经多种方法治疗仍反复发作。

三通法治疗此证非常简单有效。以腕部腱鞘囊肿为例，操作过程：助手一只手抓住患者患侧的手腕，另一只手抓住患者患侧四根手指（示指、中指、无名指和小指），向下弯曲至极限（使病灶产生向外的压力），这时会发现腕部有一明显的凸起，消毒后，烧红火针，瞄准凸起的中央位置刺入火针，用力不要过猛（避免将囊体扎穿），拔针后会有黏液涌出，此时助手还不能松手，仍然保持病灶向外的压力，再在第一针的周围扎两三针，然后对囊体进行挤压，待液体全部排出则治疗完毕。三通法治疗此证基本施针一次即可痊愈。

为什么三通法治疗腱鞘囊肿如此快速而有效？这是因为火针有强大的消炎祛瘀功能，烧红的火针可有力地破坏囊体，囊体破裂则无法再形成封闭空间容纳分泌液体，有助于愈合。因此，火针治疗腱鞘囊肿特色鲜明、得天独厚。

二、病案举隅

【病案一】

患者，女，50岁。右手腕正中出现一凸起3个月余，按之较硬，似骨骼感，活动不能用力，不能提重物，劳累后症状加剧。西医检查确诊为“腱鞘囊肿”。

在助手协助下，火针烧红点刺凸起的最高点，拔针后立即有黏稠的淡黄色液体涌出，后火针围刺 2 针，待液体挤净后，治疗结束，患者一次痊愈。火针的软坚散结功效明显，而且火针的热效力直接破坏病灶囊体使邪无以依存，逼邪自退。

【病案二】

患者，女，70 岁。右足踝处出现一凸起半年余，有压痛，久行疼痛，上下楼疼痛明显。经西医检查确诊为“腱鞘囊肿”。因在我处治疗腰痛，故对腱鞘囊肿一并给予治疗。

治以活血化瘀，疏经通络。针方：火针点刺足踝病灶。火针烧红对准凸起最高点，拔针后病灶处有黏稠黄色液体涌出，再刺 2 针，挤压患处，待液体流净后，结束治疗。针后患者足踝处凸起消失，一次痊愈，多年后回访，一直未复发。火针的软坚散结和活血化瘀功效在治疗中的作用非常重要，这也是毫针无法替代的。

【病案三】

患者，女，40 岁。右手腕腱鞘囊肿反复发作多年，每反复一次病灶体积都有扩大，活动受限，不能用力，不能提重物，前来求治。

治以活血化瘀，软坚散结。助手协助固定住患者右侧手腕，火针烧红点刺手腕凸起的最高点，拔针后立即有黏稠黄色液体涌出，再补刺 2 针，然后挤压病灶，待黏液挤净后，患者右侧手腕凸起消失，结束治疗。随访 2 年，病灶无复发。火针的软坚散结功效直接作用于病灶破坏病灶囊壁，使邪无所依，邪自退。

第二十三节　腘窝囊肿

一、概述

腘窝囊肿是腘窝深部滑囊肿大或膝关节滑囊向后膨出的统称。腘窝囊肿，顾名思义，就是位于腘窝处的囊肿，此病分先天和后天，先天性腘窝囊肿多见于儿童，呈双侧对称发病，常和关节相通，无关节内病变，多可自愈。后天性腘窝囊肿可由滑囊本身的疾病、慢性损伤等引起，但一部分患者是继发于慢性关节病变（如骨关节炎、半月板损伤、软骨损伤、类风湿关节炎、关节内创伤等），临床上多见于中年以上人群。患者可觉腘窝部不适或行走后发胀，部分患者无自觉症状。腘窝囊肿较大时可影响膝关节的屈伸活动。

中医认为腘窝囊肿多为劳损、外伤、外邪侵袭造成。此证易发生于身体较肥胖者，体重过大会造成膝关节超负荷，使肌肉筋骨受损。若治疗不及时可使其腘窝内形成囊性包块而屈伸不利、活动受限，影响生活质量。

治以滋肾补脾，软坚散结。基础针方：小扶正，中脘，肾8（灸），委中至昆仑，病灶部位火针密刺。针方中小扶正可疏肝、健脾、理气，补养后天之本，加上中脘穴调和气血，因为“脾主四肢”的中医理念，故其可进一步濡养四肢。肾8（灸）可补肾壮骨，委中至昆仑可疏通经脉。治疗的关键是火针密刺，火针强大的温热、活血化瘀、软坚散结和消炎止痛的功效在治疗中的作用非常关键。施针时火针要烧红，匀速进针，但不能动作过猛，火针深度不能小于0.5寸。如果囊肿中有积液，一定要将积液放出，如果液体过于黏稠不易放出，火针刺后可以拔罐（4号）将黏稠液体拔出，然后再毫针密刺。病程越长，囊肿的囊壁越厚，越难治愈。对于病程较长的囊肿，毫针基本无效，只有火针治疗才能破坏囊体，放出积液，囊体遭到破坏则无法形成封闭空间，使邪无所依存而自退。所以治疗此证，火针是不可或缺的。

二、病案举隅

【病案一】

患者，女，55岁。右膝肿胀、疼痛3年，走路困难，上下楼时疼痛加剧。初诊：右腿腘窝处有一鸡蛋大小的肿物，质较硬，有压痛。

治以疏经通络，软坚散结。针方：肾 8（灸），委中至昆仑，右侧腘窝处火针密刺，小扶正，中脘。初诊治疗时，火针密刺后拔上火罐（4 号），立刻有黄色液体涌出，放净后，毫针密刺右侧腘窝。治疗 3 次（1 周）后，患者症状明显减轻，腘窝处肿物明显变软、变小。治疗 10 次后，患者囊肿消失，患者走路、上下楼无痛感，结束治疗。小扶正加中脘可疏肝、健脾、理气，滋阴扶正，健脾以强四肢，治疗中属于治病求本。治疗中只有火针的温热和软坚散结的功效才能破坏病灶囊体，使之无法形成封闭状态，液体无法存留，邪无以依存，邪自去。

【病案二】

患者，男，50 岁。右腿腘窝处有一凸起，起初较小，无自主症状。随着病程的迁延，凸起越来越大，久行开始疼痛，上下楼梯时疼痛加重，疼痛于劳累后加剧，休息后消失，继续活动疼痛再次发作，经西医检查确诊为“腘窝囊肿”。

治以疏经通络，软坚散结。针方：肾 8（灸），椎 8，委中至昆仑，右侧委中处凸起火针密刺，然后毫针密刺，小扶正，中脘。火针密刺腘窝处后拔罐，拔出约 20 ml 黄色黏稠液体，待黄色液体流净后毫针密刺。治疗 5 次后，患者症状明显减轻，囊肿缩小。治疗 10 次后，患者症状消失，囊肿消失，结束治疗。火针的消炎止痛和软坚散结的功效直接作用于病灶处，在治疗中起着至关重要的作用，小扶正加中脘可滋阴扶正，治疗求本。

第二十四节　截　瘫

一、概述

截瘫属于中医“痿证”范畴。现代医学将第 2 胸椎以上的脊髓横贯性病变引起的截瘫为高位截瘫，第 3 胸椎以下的脊髓损伤引起的截瘫为下半身瘫痪。截瘫多由脊椎外伤、肿瘤或病毒感染引起，受伤平面以下双侧肢体感觉、运动、反射等消失，下肢肌肉明显萎缩，下肢功能障碍，以及膀胱、肛门括约肌功能丧失，大小便失禁。截瘫属于疑难杂症，治疗难度极大，对于个人、家庭和社会都带来沉重负担。

临床上以下肢痿弱较为多见，所以中医又称为“痿躄”。古人根据病因、症状的不同将痿证分为皮、脉、筋、肉、骨五痿。中医认为本证的病因病机为湿热浸淫，气血不畅；脾胃亏虚，精微不输；肝肾亏损，髓枯筋痿。《素问玄机原病式·五运主病》云：“痿，谓手足痿弱，无力以运行也。”截瘫（痿证）主要表现为肢体经脉弛缓，四肢软弱无力，运动困难，尤以下肢为甚，以下肢肌肉萎缩为主要特征，同时脏腑的某些功能丧失（如大小便失禁等）。究其原因，多为内伤情志，五脏失养，五体失用，气血不荣，阴精不充，致筋脉、肌骨失养、痿弱，脾胃亏虚，肝肾亏损，致使督脉阻滞，阳气不充而致。目前，以外伤（跌摔、车祸等）导致的截瘫比较多见，肿瘤和病毒感染也是造成截瘫的原因之一。

治疗此证必须治以通督生髓，养骨生肌，养血益气。基础针方：火点督后毫，肾 8（灸），环中至昆仑火后毫，大扶正，肌肉萎缩部位火针密刺。治疗中火点督非常关键，起着重要的治疗作用。火点督从百会穴开始点起，沿脊柱点刺至腰奇穴止。离穴不离经，火针不必烧红，采用一、二、三秒进针法的进针速度，不疾不徐，匀速进针，做到“针下有声，针后有晕”，根据人体的胖瘦调整火点督的深度，但不能小于 0.3 寸。火点督后再施以毫针，仍是离穴不离经，排列整齐，间距均衡。火点督能极大地激发经气和阳气，通脑生髓。督脉统一身阳气，被称为“阳脉之海”，火针以其强大的温煦之功通过督脉而传遍全身，以提正人体元阳，使正气内存。肾 8（灸）可温阳益肾，生髓壮骨，培补先天之精，提升人体阳气、正气。对于环中至昆仑火后毫，环中穴必须采用 3 寸毫火以弥补火针长度的不足。环中至昆仑也可以直接毫火，可疏通经络、活血化瘀、除痿生肌、增加肌肉力量和弹性。

火针密刺肌肉萎缩部位是针对性治疗，首先扼制住肌肉萎缩的势头，同时也能生肌和恢复肌肉的活力，火针点刺后可以扎毫针，也可直接毫火。这些作用和疗效是普通毫针所达不到的。大扶正可疏肝健脾、理气养血、扶助后天之本，使气血生化有源，同时脐4升阳之功显著，再加上灸法使温阳升阳功力倍增，以荣养四肢肌肉，在治疗过程中也起着重要作用。

截瘫是很严重的疑难病，必须有艾灸和火针的参与，二者在治疗中起着主要作用。此证要坚持长期治疗，患者要树立信心，保持平和的心态，医患配合，家属应对患者关心与呵护，使患者重拾信心，看到美好的未来。适当的体育锻炼有助于加强下肢锻炼，对于康复也有促进作用。

二、病案举隅

【病案一】

患者，女，31岁。因胸椎血管瘤压迫造成下肢痿软无力，经西医手术切除肿瘤后症状未减，且造成下肢截瘫，腰以下无感觉，大小便失禁，无法保持坐姿，只能卧床，双下肢肌肉萎缩成皮包骨，前来求治。

治以疏经通络，通督生髓，强筋壮骨。针方：火点督后毫，肾8火后毫加灸，环中至昆仑火后毫，大扶正，下肢诸穴（髀关、伏兔、风市、足三里、三阴交、太冲等）火后毫，肌肉萎缩部位火针密刺。治疗10次后，患者下肢能抬起3 s。治疗3个月后，患者能够坐轮椅。治疗4个月后，患者可以拄拐杖慢步行走。坚持治疗8个月后，患者可以自由行走，萎缩的下肢肌肉逐渐丰满，继续治疗。治疗此证必须采用火针治疗，毫针的刺激量远不及火针。火针的疏经通络、活血化瘀和强筋生肌的功效在治疗中起着不可替代的作用。

【病案二】

患者，女，50岁。因脊髓炎造成下肢截瘫，双下肢痿软无力，肌肉萎缩，不能站立和行走，小便失禁，失去生活自理能力，情绪低落，前来求治。

治以疏经通络，温阳通督，强筋壮骨。针方：火点督，肾 8 火后毫加灸，环中至昆仑火后毫，肌肉萎缩部位火针密刺，大扶止。针灸治疗 10 次后，患者左腿能抬高约 20 cm，右腿能抬高约 10 cm。治疗 20 次后，患者左腿能抬高 50 cm，右腿能抬高约 30 cm。治疗 2 个月后，患者能够借助助步器行走。治疗 3 个月后，患者可扶楼梯扶手缓步上楼，生活基本自理，继续治疗。火点督可以激发经气、阳气，可达到通督生髓的效果，是治疗截瘫最有效的方法，环中至昆仑火后毫更是针对性极强的治疗方法，火针的介入在治疗中起到了非常重要的作用。

【病案三】

患者，女，33 岁。因剖宫产术中麻醉导致双下肢痿软无力，不能坐立，大小便失禁，前来求治。

治以疏经通络，温阳通督，强筋壮骨。针方：火点督后毫，肾 8 火后毫加灸，环中至昆仑火后毫，大扶正。针灸治疗 10 次后，患者可以坐立，小便恢复正常。治疗 20 次后，患者大便恢复正常，患者可站立。治疗 4 个月后患者能够借助助步器行走。治疗 6 个月后，患者可借助楼梯扶手缓步上楼，生活基本自理。火点督可以激发经气、阳气，可达到通督生髓的效果，是治疗截瘫最有效的方法，环中至昆仑火后毫更是针对性极强的治疗方法，火针的介入在治疗中起到了非常重要的作用。

第二十五节　肛周脓肿

一、概述

直肠肛管周围脓肿是指肛管直肠周围软组织或其间隙内发生的急

性化脓性感染伴脓肿形成，常为肛腺阻塞感染所致。其可表现为肛周脓肿、坐骨肛管间隙脓肿、骨盆直肠间隙脓肿等，其中肛周脓肿最为常见。

肛周脓肿可继发于外伤、克罗恩病、结核病、艾滋病及恶性肿瘤等。肛周脓肿可发生于任何年龄段，高发年龄为20～60岁，发病率男性高于女性。

肛周脓肿临床主要表现为肛门部位剧烈疼痛、肿胀，便意频频，疼痛呈逐渐加重趋势，患者甚至因咳嗽会引发剧烈疼痛而不敢咳嗽，坐卧不宁；严重者还会出现发热、食欲下降、小便黄赤、大便干燥、疲乏无力，发病1周左右会形成脓液，此时疼痛加剧，溃破后会形成肛漏。

中医称此病为“肛痈”“坐马痈”等。中医学认为肛周脓肿的形成多因饮食不节，过食厚味辛辣、醇酒炙煿之品损伤脾胃，引起湿热内生，下注肛门，热毒结聚，湿浊不化，毒阻经络；或因肺、脾、肾亏损，湿热乘虚下注肛门，郁久热盛，血败肉腐而成肛痈。

三通法治疗肛周脓肿可谓简单明了。此证为热毒内蕴所致，而火针有化瘀祛邪、祛腐生肌、清热解毒和消炎止痛的功效，所以必须以火针来治疗此证。治疗时火针直接点刺病灶。嘱患者取屈膝侧卧位，火针烧红对准病灶凸起最高点刺入，如已溃脓，拔针后会有脓血等液体涌（喷）出，然后火针烧红再次刺入，一般不超过3针，待脓血流净后，治疗结束。治疗时切记火针要烧红，这样才能更好地发挥火针的消炎、清热、解毒、散瘀之功效，基本一次痊愈，疗效显著。

二、病案举隅

【病案一】

患者，男，40岁。肛门肿痛1周，越发严重，不敢咳嗽，否则痛甚，不敢多食，大便时疼痛难忍，夜间抽动性疼痛，前来就诊。

治以清热解毒，祛腐生新。针方：火针点刺病灶。嘱患者取侧身屈膝卧位，见肛门 2 点钟位置有一红肿凸起，消毒后，火针烧红对准凸起最高点，点刺一针，拔针后立即有脓血涌出，补一火针，待脓血流净后，结束治疗，一次痊愈。火针的软坚散结、活血化瘀和消炎止痛功效对于治疗此证效果显著。

【病案二】

患者，男，36 岁。肛门肿、胀、痒、痛 3 天，症状逐渐加重，大便时痛甚，不敢咳嗽，发展至夜间抽动着痛，前来就诊。

治以清热解毒，祛腐生新。针方：火针点刺肛门病灶。嘱患者取侧身屈膝卧位，臀部向外，见肛门 10 点钟位置有一红肿凸起，消毒，火针烧红对准红肿凸起最高点刺入，深约 0.3 寸，拔针脓血即喷出，一针痊愈。火针具有软坚散结、消炎祛瘀之功效，治疗肛周脓肿得心应手。

第五章 妇科病证

第一节 月子病

一、概述

月子病也称“产后风”，是人们对产后妇女产褥期所患病证的称谓。古人也将此证称为“月痨”“月中伤”“干耳病”等。笔者认为所谓月子病就是“产后风湿”。《诸病源候论·四十三卷》云：“产则伤动血气，劳损脏腑，其后未平复，起早劳动，气虚而风邪乘虚伤之，致发病者，故曰中风。若风邪冷气，初客皮肤经络，疼痹不仁，苦乏少气。”产后妇女体质正虚，遇风、寒、湿、热邪气侵袭，无力抵御，邪气容易直接由表入里；若加上防护措施不严、产后生活起居不慎或调摄失当，则更易致邪气入内引发月子病。此证可久治不愈，甚至终身不愈，严重影响生活质量，而且直接影响情志而导致产妇焦虑或抑郁，家庭也会失去和睦。所以，月子病是一种必须重视的疾病。从某种意义上讲，治愈月子病也是挽救一个家庭。

月子病属于虚证，而且是阳虚之证。本病的防治关键在于“防护”，所以应遵循传统理念，做好产褥期的防护，才能避免月子病的发生。将月子病看作产后风湿病，这一理念在临床治疗中具有重要的指导意义。

月子病临床多表现为形寒肢冷，畏风，怕冷，身体某些部位有冰敷感，肢体或关节疼痛，遇冷、遇风或气候变化则病情加剧，精神不振，身体倦怠，纳呆，大、小便不调，睡眠差，情绪波动较大，极易发展为产后焦虑症或产后抑郁症。如病程迁延、久治不愈，甚至终身不愈，则严重影响家庭和谐氛围。

治疗此证必须以扶正升阳为主，病机主要为阳气虚弱，需要温补脾肾阳气，祛寒邪，除风痹。故需要微通法、温通法两法并用，火针与艾灸不可或缺。基础针方：大扶正，肾 8（灸）。针方中大扶正可疏肝健脾、理气养血、补益后大，使气血生化有源，扶助人体正气。方中脐 4 具有强有力的升阳功效，主要升脾阳，燥湿祛寒，可祛除四肢、肌肉由风寒湿邪所造成的病变。灸法的温热功效作用于脐 4，使其升阳的功效进一步加强。大扶正既可扶正又可升阳祛邪，以温阳为主，祛寒湿，除风痹。肾 8（灸）可温阳益肾壮骨、补益先天之精，进而提高人体的生命力，提升人体阳气。大扶正与肾 8 前后呼应，同时以灸法温阳除风、祛湿、化痹，可达扶正祛邪之功。

三通法临床治疗月子病一定要有火针的参与，火针的温热功效可极大地激发人体的经气和阳气，祛风、散寒、除湿、化瘀、除痹，针对月子病的症状“克敌制胜”。对疼痛关节和有冰敷感的部位进行火针点刺，疗效更为显著。操作时火针不能采取一、二、三秒进针法的烧针时间，而应烧红，进针速度不能过快，应匀速进针，进针的深度应略深一些。对有冰敷感的部位宜用火针密刺，对症状比较严重的部位可以火后毫或直接毫火，根据症状来决定火针或毫火的密度。火针治疗月子病的疗效是毫针无法比拟的，火针的温热、祛风、散寒、除滞、祛瘀功能强劲，尤其对于病程较长的月子病，有着不可替代的作用。对于顽固性、久治不愈的月子病，温通法具有强大的优势。

月子病病程越长，治疗难度越大，治疗时间越长。月子病本身就是疑难杂症，因此，需要医患配合，及时沟通，坚持治疗。

二、病案举隅

【病案一】

患者，女，45 岁。17 年前生产后出现形寒肢冷，畏风畏寒，肘、膝、踝关节时时疼痛，天气变化或遇风、遇寒疼痛加剧，且持续时间长。

两髋关节及大腿外侧有严重的冰敷感，颈背冷痛，腰部发凉且痛。经中西医药物治疗多年未见好转，伴情绪低落、不稳定，焦虑，彻夜难眠，严重影响生活质量，前来求治。

治疗初期，考虑患者病程久，长期心情压抑、焦虑，情志大伤，所以考虑先以安神定志为主。选择针方：神 10 加中脘（灸），火针点刺疼痛部位，火针密刺有冰敷感的部位。治疗 1 周后，病灶部位的症状有所缓解，睡眠明显好转，抑郁、焦虑情绪有所缓解。改针方为大扶正，内关透郄门，肾 8（灸），委中至昆仑火后毫，椎 8、胛 6 火后毫，火针点刺病灶及有冰敷感的部位。治疗 1 个月后，症状明显改善，患者心态也明显变得乐观。治疗 3 个月后，患者各种症状基本消失。治疗此证艾灸和火针功不可没，艾灸以其温热功效，温经、散寒、祛湿，助升脾阳、肾阳，阳气足，寒邪退。火针可疏经通络、祛寒除痹、活血化瘀。艾灸与火针在治疗中都起着至关重要的作用。

【病案二】

患者，女，30 岁。产后 50 天，“坐月子”期间受凉，两髋部、大腿外侧、腰、背发凉且疼痛，胸闷气短，身体发胖，情绪低落，睡眠较差，遂前来求治。

治以温经散寒，祛湿除痹，温阳通络。选择针方：大扶正，肾 8（灸），火针点刺痛点。一诊后患者症状明显改善。由于患者产后肥胖，所以在针方中加上带 2 以瘦身。十诊后患者所有症状消失，且体重减轻 20 斤，结束治疗。由于本例患者年轻、病程较短、治疗及时，且凭借艾灸与火针的强大的作用，故疗效比较突出。

【病案三】

患者，女，44 岁。18 年前因“坐月子”期间防护措施不到位，加上生气，出现畏风、畏寒，下肢冰凉，双膝关节如在冰中，大腿外侧及后背具有冰敷感，遇天气变化则病情加重。发病以来，情绪低落，严重失眠，纳呆，便秘。初诊：舌淡、苔白，脉细滑。

考虑患者有焦虑、抑郁表现，选择针方：神 10，中脘加灸（特殊情况特殊处理），火针点刺痛点、冰点部位，膝 5 直接毫火，上巨虚，下巨虚，肾 8（灸），环中至昆仑火后毫。治疗 10 次后，患者情绪有所好转，睡眠改善，大便通调。遂将部分针方（神 10，中脘加灸，上巨虚，下巨虚）改为大扶正，余针方不变。治疗 1 个月后，患者症状明显改善，情绪逐渐变得乐观，睡眠安稳。效不更方，连续治疗 2 个月，患者症状其本消失，继续治疗中。火针与艾灸以其温热功效可温经止痛，疏经散寒，温阳除湿，激发经气、阳气、正气，在治疗中起着重要的作用。

第二节 痛 经

一、概述

痛经是“经行腹痛”的简称，是适龄女性的常见病，指在行经前后或行经期间发生难以忍受的下腹疼痛。本证病因多为体质虚弱、七情失和、冲任失调、肝肾亏损、寒凝胞宫等。其主要病机为气滞、肾虚、寒凝、血瘀等。本证临床最突出的表现是经行腹痛，在诸多痛经病证中，最为严重的当属西医诊断的子宫腺肌病和子宫内膜异位症，都属于中医痛经范畴。子宫腺肌病是指子宫内膜腺体和间质侵入子宫肌层引起的良性病变。子宫内膜异位症是指具有生长功能的子宫内膜组织出现在子宫腔以外部位的病症，属于中医“痛经”“不孕”的范畴。

痛经的临床表现除经行腹痛外，每个人的表现也不尽相同。《景岳全书·妇人规》指出：“经行腹痛，证有虚实……然实痛者，多痛于未行之前，经通而痛自减，虚痛者，于既行之后，血去而痛未止，或血去而痛更甚。”有人经前痛，有人行经痛，有人经后痛，严重者经前至经后始终痛。患者经前开始精神紧张，如临大敌，经期疼痛难忍，痛甚者恶心、呕吐，部分患者表现为肛门抽痛或坠痛、大便溏薄、乳房胀痛、烦躁易怒、经期疲惫不堪，此证也是女性不孕的病因之一。中医治疗痛经的原则是“调经重在暖胞宫”，认为妇科之证总病机均以宫寒为主。《诸病源候论》有记载：“妇人月水来腹痛者，由劳伤血气，以致体虚，受风冷之气，客于胞络，损冲任之脉。”宋代《妇人大全良方》认为痛经有因于寒者，有气郁者，有血结者，病因各不相同。在诸多致病因素中，七情失和是引发疾病的重要因素，有时还是直接因素。

中医治疗痛经以“暖胞宫”为主要方法，所以必须使用温通法，这离不开艾灸与火针。温通法可温经散寒、补脾阳、温肾阳、活血化瘀、温阳调血、温阳补血、温阳益气，对于治疗各种痛经都具有针对性。由于痛经的症状极为严重，所以缓解疼痛或消除症状已成为当务之急、重中之重。基础针方：火 5，18 好，血海，痛 10 火后毫加灸。针方中 18 好是针对妇科疾病的专用套穴，脐 4 加上四满、水道两穴，再加上灸法，就会产生强大的温阳、升阳效果，温灸中焦，升阳气，健脾胃，化生气血，温灸下焦，调冲任，暖胞宫，化瘀止痛。18 好本身就是在大扶正的基础上加上四满、水道两穴而成，大扶正具有疏肝健脾和理气养血之功效，大扶正产生的合力由四满、水道两穴引至病所而疏经止痛、温经散寒、温阳化瘀。临床上严重或久治不愈的痛经，可以加上火 5，火针以其强大的温经止痛和活血化瘀之功可直接针对病灶和病证。使用火 5 时采用一、二、三秒进针法的进针速度，火针不必烧红，一定要做到离穴不离经，做到“针下有声，针后有晕”，避开石门穴。火 5 针刺的长度从天枢穴水平线扎至水道穴水平线上，深度 0.5 寸以上。此外，还有一组套穴可有效解除痛经症状，即痛 10。痛 10，顾名思义，主要功效是镇痛，对腰骶痛和痛经这两类疾病疼痛都有很强的镇痛作用。在临床上，痛 10 主要以治疗妇科、男科疾病为主。古人论述八髎各穴均有各自的主治和功效，一般情况下单独使用一髎的居多。

将八髎综合使用是三通法临床疗法的首创，其将各髎功能与功效集中起来形成合力，使之功能极大加强，赋予了八髎新的生命力。若治疗痛经，痛 10 可以火后毫，也可以直接毫火，这对针刺技术的要求比较高，既要稳还要准，要保证上髎穴必须扎针进孔，其他三髎可以按人体比例均衡排列，深度必须在 0.5 寸以上才能保证疗效。痛 10 加灸与火针，可产生强大的温阳、祛瘀滞、温经止痛的作用，古人言“邪遇温而散”，这对缓解、祛除痛经的症状极为有利。这组针方可同时调补先天、后天之本，温阳散寒，温经止痛，温补脾阳、肾阳，温暖胞宫，以达到治愈痛经的目的。

二、病案举隅

【病案一】

患者，女，42 岁。痛经 16 年，每于经期前 2 天开始腹痛，经期中腹痛加剧，伴呕吐，症状持续至月经结束后第三天方有缓解，月经结束后 1 周可完全缓解，到下次月经前上述症状再次出现，周而复始，伴焦虑、抑郁。经西医检查诊断为“子宫腺肌病”，前来求治。

治以温经通络，活血化瘀，暖宫止痛。针方：火 5，18 好，血海，痛 10 火后毫加灸，经期前 1 周开始治疗。针治 3 次后，患者经期疼痛未再有大的发作，但患者心理上仍高度紧张。连续治疗 1 个月（1 周 3 次）后，患者经期症状完全消失。连续治疗 3 个月后，患者痊愈。随访 2 年，未再发作。火 5 和痛 10 火后毫的温阳化瘀和活血止痛的功效对抑制病情、祛除症状作用突出而重要。

【病案二】

患者，女，38 岁。痛经 10 年，西医确诊为“子宫内膜异位症”。一般行经第二天发作，除严重腹痛外，还伴有肛门抽痛，被迫卧床，行经 3 天后症状缓解，每月如此，逐渐对月经产生恐惧心理，前来求治。

治以温经通络，活血化瘀，温暖胞宫。针方：火5，18好，血海，痛10火后毫加灸，承山、长强毫火（1.5寸毫针）。月经前1周开始治疗，隔日1次。治疗3次后，患者逢月经来潮，轻微腹痛，肛门无抽痛。继续治疗1个月，患者月经期腹痛和肛门抽痛均消失。继续治疗3个月后，患者所有症状消失，结束治疗。火5既可活血化瘀，又可温调冲任、温暖胞宫。痛10火后毫既可温经止痛，又可治肛门之疾。此外，承山、长强毫火在治疗中对肛门抽痛的针对性极强。火针的疏经通络和活血化瘀功效在治疗中起着重要作用。

【病案三】

患者，女，39岁。近1年痛经逐渐加重，经西医检查除少量宫腔积液外，未见明显病变，诊断为“盆腔炎”，中西医药物治疗无明显减轻，前来求治。

治以温经通络，活血化瘀。针方：18好，血海，痛10（灸）。一诊时由于患者惧怕火针，所以未使用火5。二诊时恰逢患者经期，腹痛不止，在原针方加上火5，隔日复诊，患者疼痛消失。坚持治疗1个月后，再逢经期，患者腹痛轻微可忍。火针与艾灸在治疗中的作用显著，既可温通经络，又可活血化瘀、温调冲任、温暖胞宫，火针强大的消炎作用也在治疗中起着重要的作用。

【病案四】

患者，女，40岁。20余年前出现经期腹痛、腰酸症状，口服“元胡止痛片”疼痛可缓解。生育后疼痛加剧，表现为经前3天开始至月经结束1周后消失，小腹凉，有下坠感，腰骶部酸胀疼痛，月经量少，色暗，有血块，伴乏力、心慌、胸闷，情绪低落，口服镇痛药无效。经超声检查确诊为“子宫内膜异位症”。西医建议切除子宫，患者选择保守治疗，前来求治。初诊：舌质紫暗，苔薄白，脉细弱。

治以疏肝健脾，理气养血，温补胞宫。针方：火5，18好，血海，内关透郄门，膻中，痛10火后毫加灸。治疗3次后，患者症状略有改善。治疗 10 次后，患者所有症状均有所缓解，继续治疗。坚持治疗 3 个疗程（30 次）后，患者腹痛明显减轻，疼痛可忍，乏力症状改善。后断断续续治疗 1 年，患者症状完全消失，未再复发。火针与艾灸强大的温热、活血化瘀和温经止痛的功效对于痛经治疗作用突出，标本兼治。

第三节 闭 经

一、概述

凡女性超过 15 岁月经尚未来潮，或月经建立后非妊娠而又连续中断 6 个月以上，或根据自身月经周期停止 3 个周期以上，称为“闭经”。在妊娠期、哺乳期、绝经期后的停经均属正常的生理现象，不属于闭经范畴。

古人将闭经称之为“不月”“月事不来”“经水不通”等。古人认为闭经主要原因为禀赋不足，肾气未充，天癸未盛，肝血虚少，冲任失于充养，无以化为经血，故闭经。《仁斋直指方 · 妇人论》指出：“经脉不行，其候有三：一则血气盛实，经络遏闭……一则形体憔悴，经络涸竭……一则风冷内伤，七情内贼，以致经络痹滞。”《万氏女科》云：“忧愁思虑，恼怒怨恨，气郁血滞而经不行。”冷风内伤、七情失调是闭经的重要病因之一，情绪的巨大波动有时会直接导致闭经。根据古人的观点，闭经分为虚、实两种，通俗地讲，一种是有血下不来，另一种是无血可下，表面上看一种是实证，一种是虚证，但实际上都是虚证，即便是有血下不来，也是本虚标实之证。女性气血充盈，血脉流通，气血调达，则月经应时而下。在闭经诸证之中，情绪波动较大（尤其是恼怒）是造成闭经的主要病因之一。

闭经临床多表现为面色潮红、发热、心悸不安、情绪极不稳定、失眠多梦、抑郁、焦虑。如久治不愈，则患者性欲逐渐减退，乳房萎缩，腋毛和阴毛有脱落现象，同时还会出现体重下降、食欲减退、乏力、皮肤干燥、血压降低及反应迟钝等表现。长期闭经极易使人提前进入更年期，适龄女性会造成不孕。中医将此证分为：气血虚弱证、肾气亏损证、阴虚血燥证、气滞血瘀证和痰湿阻滞证。不同的病因病机引发不同的证候。

治疗此证仍须坚持三通法的扶正祛邪原则，以扶正为主，本虚是此证的本质。治以疏肝健脾，理气养血，温调冲任。基础针方：18好，火5，血海，痛10火后毫加灸。在治疗中，火针与艾灸有着不可替代的作用，温补脾阳、肾阳，调补先天、后天，扶助人体正气。闭经属于本虚之证，也是阳虚之证，正如《金匮要略·妇人杂病脉证》所说：“妇人之病，因虚，积冷，结气，为诸经水断绝，至有历年，血寒积结胞门寒伤，经络凝坚。”虚是气血虚少，积冷是寒冷久积，艾灸与火针的温阳化瘀功效对治疗此证具有极强的针对性。经水者阴血也，上为乳汁，下为血水，针方中18好可在大扶正的基础上调整冲任之经气、温经通络，加上灸法，使之气血生化有源，补气养血，温暖胞宫，提振人体正气。同时火5以其强大的温煦、活血化瘀之功暖通胞宫、祛除瘀滞以通经。痛10火后毫可活血化瘀、温经通脉，加上灸法可使温暖胞宫之效加强。经血之下，贵在血液循环，气行血才行，理气、补血和养血尤为重要，在18好的基础上加上血海穴可补养气血、引血归经，以促血之顺畅，经水复来。

很多闭经的患者是由于七情失和造成的，其往往有明显情绪波动的病史。忧思恼怒导致闭经的病案在临床上多见，且久治不愈，患者一般存在严重的心理问题，从而造成内分泌失调，产生一系列的不良情绪。遇到这种情况可以使用背五3进行针对性治疗以调节内分泌。对于有焦虑、抑郁症状者，也可以加上内关透郄门、神门以缓解情志之郁结。情绪与月经不调互为因果关系，二者相互影响。治疗关键是要使经水复来。

治疗此证既要补虚，也要化瘀；既要补益，也要疏通。针方中灸法很重要，既温阳又补虚，对于调补气血起着至关重要的作用。治疗中火 5 的作用显著，既可活血化瘀，又可温经通络、温暖胞宫。操作中火针保持一、二、三秒进针法的烧针方法、进针速度，深度要达 0.5 寸以上，长度要扎至水道穴的水平线上。要做到离穴不离经，“针下有声，针后有晕”，避开石门穴。痛 10 火后毫穴位的准确性十分重要，尤其使用毫火时，上髎取穴一定要准确，要准确扎入骶骨孔内，其他三髎尽量进孔，也可以按人体比例均衡排列。只有取穴准确，才能达到治疗效果，火针、毫火、艾灸的温热功效才能达到“暖胞宫”的目的。

闭经病程越长，对人体生理和情绪的影响越大，越难治愈；反之，情绪波动也会加重病情，形成恶性循环。因此，当出现症状时，只有及时治疗、相信针灸温通疗法，持之以恒，才有望战胜顽疾。

二、病案举隅

【病案一】

患者，女，36 岁。因工作中常常生气，月经 4 个月未来，中西医药物治疗均没有明显效果，前来求治。

针方：火 5，18 好，血海，痛 10 火后毫加灸。治疗 1 次后，患者月经来潮。巩固治疗 2 次，结束治疗。火针与艾灸的温热功效在治疗中既可温阳补虚，又可扶正祛邪，既可补虚，又可疏通，尤其火针的活血化瘀功效直接作用于病位，效果明显。

【病案二】

患者，女，38 岁。最近年余，月经时来时不来，最长停经 3 个月，每次情绪波动都会影响月经来潮。患者求子心切，但受阻于月经不调，进一步加剧不良情绪，遂前来求治。

考虑患者实际情况，决定分三步进行治疗。第一步针方：降压套穴加中脘，以疏肝、健脾、理气、调和中气。治疗 10 次后，患者烦躁的情绪逐渐平复。第二步针方：神 10 加脐 4，四满、水道（免灸），以安神定志（考虑患者久病伤神）。治疗 10 次后，患者焦虑、抑郁的情绪得以舒缓。第三步针方：火 5，18 好（免灸），血海，痛 10 火后毫加灸，以理气活血、祛瘀通经。治疗 10 次后，患者月经来潮。继续巩固治疗 1 个月，结束治疗。辨证对于治疗闭经很重要，不同的病因需采用不同的治法，因症立法、立方，辨证施治。

【病案三】

患者，女，19 岁。15 岁初潮，之后月经一直不规律，时有时无，近半年月经停止，前来就诊。

针方：18 好，血海，痛 10（灸）。治疗 10 次后，患者月经复来。巩固治疗 1 周，结束治疗。18 好、痛 10（灸）可升脾阳、补肾阳、补气血、调冲任、温经散寒、行气通络，遂经水复来。

第四节 不 孕 症

一、概述

不孕症的定义为性生活正常且未采取任何避孕措施至少 12 个月而未孕。此证分为原发性和继发性两类。原发性不孕症患者从未有过妊娠史，继发性不孕症患者曾经有过妊娠史。根据这种严格定义，不孕是一种常见疾病，影响 10%～15% 的育龄期女性。不孕症病因有女方因素、男方因素或不明原因，此节仅讨论女性不孕的问题。

现代医学认为，造成女性不孕的主要原因包括排卵障碍，输卵管异常，盆腔炎症、粘连，子宫内膜异位，免疫学不孕等，另外，宫颈问题如宫颈狭窄也可造成不孕。女性不孕主要以排卵障碍、输卵管异常、子宫内膜容受性异常为主。现代医学诊断不仅可供我们参考，而且能使我们更清晰地认识疾病的本质，从而更准确地使用中医方法治疗疾病。

不孕症属于中医“不孕”范畴。古人称从未妊娠者（原发性不孕症）为“全不产”，有过妊娠后不孕者（继发性不孕症）为“断续”。本病病因病机为先天禀赋不足、肾阳虚弱、心脾两虚、冲任失和、肝郁不疏、经血亏虚、胞宫虚寒、肾精不足、七情失和、体质素虚等。在诸多病机中胞宫虚寒最为多见。古人认为年龄偏大也是不孕的原因，《黄帝内经》认为：“七七，任脉虚，太冲脉衰少，天癸竭，地道不通，故形坏而无子也。”古人认为宫寒是不孕不可忽视的总病机。《神农本草经》记载：“女子风寒在子宫，绝孕十年无子。”《金匮要略·妇人杂病脉证并治》云：“亦主妇人少腹寒，久不受胎。”《诸病源候论·妇人杂病诸候·无子候》云：“然妇人挟疾无子，皆由劳伤血气，冷热不调，而受风寒，客于子宫，致使胞内生病，或月经涩闭，或崩血带下，致阴阳之气不和，经血之行乖候，故无子也。”古代医家明确地指出了女子不孕的总病机就是宫寒，其次就是月经不调。《医学纲目·胎前症》指出：“胎前之道，始于求子。求子之法，莫先调经。每见妇人之无子者，其经必或前或后，或多或少，或将行作痛，或行后作痛，或紫或黑或淡，或凝而不调，不调则血气乖争，不能成孕矣。”古人总结出与女性不孕相关的数个主要问题，正如《医述·求嗣》所云：“十病维何？一胎胞冷，二脾胃寒，三带脉急，四肝气郁，五痰气盛，六相火旺，七肾水衰，八督任病，九膀胱气化不行，十气血虚而不能摄。”古人对女性不孕的病因病机的全面而清晰的认识为后人认识和治疗此证指出了明确的方向。

治疗此证应在疏肝健脾、理气养血的基础之上，遵循古人的理念“调经重在暖胞宫”，通过使用艾灸和火针来温通经脉、温补胞宫、温阳补虚、温调气血。基础针方：18 好，火 5，颈 6，血海，痛 10（灸）。血足气旺是孕育新生命的物质基础，所以治疗不孕症必须调整人体血气，首先要扶正以提高人体的正气水平，提振人体经气、阳气。在大扶正疏肝健脾和理气养血的基础上加上四满、水道以温补冲任，暖调胞宫，此时灸法至关重要，《针灸甲乙经》明确指出："绝子，灸脐中，令有子。"针方中的灸法实际上蕴含着多方面的功效，针对脾胃，其可温阳补虚、化生气血、温调冲任、温调胞宫；脐4艾灸过程中同时悬灸了神阙穴，提升了人体元阳之气，这种效果与作用巨大。

现代医学认为甲状腺功能异常也是造成不孕症的主要原因之一。因此，调整甲状腺功能就显得十分必要，也为中医治疗不孕症增添了新的理念和内容。所以针方中包含了颈6以调整甲状腺功能，颈6则成为治疗不孕症重要的辅助套穴。临床中造成不孕症的因素很多，如输卵管异常、宫颈狭窄等，遇到这种情况需加上火5以疏经通络、祛除瘀滞，这在治疗中意义重大，不可或缺。施用火5时，不必烧红，采用一、二、三秒进针法的进针速度，不疾不徐，匀速进针，做到"针下有声，针后有晕"，避开石门穴，深度不能小于0.5寸，自脐下扎至水道穴的水平线上。痛10在治疗中可疏经通络，直接且针对性地调整胞宫，同时又补益先天、温阳补肾。对于严重、久治不愈的不孕症患者，痛10可以火后毫或直接毫火，要求八髎取穴一定要准确，上髎必须扎进骶骨孔中，其他三髎按照人体正常比例均衡排列，不必针针进孔，只有这样才能达到治疗的效果。痛10与针方中其他套穴互相呼应，先、后天同时调补，温调胞宫，共同治疗此证。

诸穴相伍，微通法、温通法并用，扶助正气，化生气血，温阳补虚，升脾阳，补肾阳，祛除宫寒，恢复气机，血足气旺，正气满盈，全面调整，打开生育之门。

二、病案举隅

【病案一】

患者，女，32岁。结婚5年未孕，丈夫检查未见异常。患者经西医检查发现"卵巢功能早衰，卵子少，不成熟"，中西医药物、针灸治疗半年未见效，来我处针灸治疗。

治以疏肝理气，益气养血，温暖胞宫。针方：18 好，颈 6，血海，痛 10（灸）。治疗 12 次后，患者超声检查示“卵子数量增加，质量好”，并在当月成功妊娠。中医认为女性不孕最突出的病机就是宫寒，18 好和痛 10 都有灸法，两组套穴前后呼应，艾灸可以温暖胞宫、温经散寒，正是基于古人“调经重在暖胞宫”的治疗原则。

【病案二】

患者，女，35 岁。结婚多年不孕，多次体外受精-胚胎移植未成功，原因不明，配偶精液检查正常，前来求治。

治以疏肝理气，调节冲任，温经养血，温暖胞宫。针方：18 好，颈 6，血海，痛 10（灸）。针灸治疗 3 个月后，经检查发现卵子质量提高，立刻进行体外受精-胚胎移植，着床，胎儿成功存活，孕期检查正常，当年产下一女。18 好和痛 10 艾灸可活血化瘀、疏经调络、温暖胞宫、调节冲任。气血旺盛则胞宫盈满，方使子宫功能恢复，妊娠成功。

【病案三】

患者，女，34 岁。结婚 8 年未孕。

治以疏肝理气，温经通络，调节冲任。针方：18 好，颈 6，血海，痛 10（灸）。针灸治疗 3 个月后患者妊娠，后产下一女，2 年后又产下一女，40 岁时又产一子。18 好、痛 10 配用灸法，前后呼应，升脾阳，补肾阳，温阳疏经，温阳活络，温调冲任，温暖胞宫，是三通法临床治疗妇科疾病的秘籍。两组套穴气血双补，疏通同用，针对性强，效果明确。治疗中艾灸的关键功效则是补益气血，提升人体正气，温暖胞宫，打开生育之门。

第五节　卵 巢 囊 肿

一、概述

卵巢囊肿是女性常见的妇科肿瘤之一，性质和形态不一，有单侧性或双侧性，囊性或实性，其中以囊性多见，有一定的恶化概率。

本病临床上常见可动性、无触痛、中等以下的腹内包块。如无并发症或恶变，其最大的特点就是可动性，往往能自盆腔推移至腹腔。如存在恶性或炎症情况，则肿物活动受限、有压痛，甚至出现腹膜刺激征、腹水等。本病多发生在20～50岁女性，极易造成不孕。

中医将卵巢囊肿归为“癥瘕”范畴。中医认为卵巢囊肿多由于气滞、血瘀、痰湿和毒热导致。①气滞：情志不舒导致肝气郁结，气血运行受阻，滞于冲任胞宫，最终结块于小腹，成为气滞癥瘕。②血瘀：气随血行，气滞则血瘀，血瘀日久可致囊肿形成。女性经期或产后，胞脉空虚，余血未尽之际，房事不节，或外邪侵袭，凝滞气血，或暴怒伤肝，气逆血流，或忧思伤脾，气虚而血滞，使瘀血留滞，瘀血内停，渐积成瘕。《景岳全书·妇人规》曰：“瘀血留滞作瘕，唯妇人有之。”③痰湿：较为肥胖的女性多属痰湿体质，脾虚或饮食不节，恚怒伤肝，损伤脾胃，健运失司，湿浊内停，聚而为痰，痰湿下注冲任，阻滞胞络，痰血搏结，渐和成瘕。④毒热：经期胞络空虚，余血未尽之际，外阴不洁或房事不禁，感染湿热邪毒，入里化热，与血搏结，瘀阻冲任，结于胞脉，而成癥瘕。

综上所述，中医将卵巢囊肿的病因病机归纳为气滞、血瘀、痰湿、毒热。其中情志因素尤为关键，是百病之源。中医将此病分为气滞血瘀证、痰湿瘀阻证、湿热瘀阻证、肾虚血瘀证。不同的病因病机引发不同的证候。

治以活血化瘀，疏经活络，软坚散结。基础针方：火5，软坚灸。火针的介入至关重要，其具有强大的活血化瘀、通络活络、软坚散结的功效，温阳而祛滞。实施火5时，火针一定要烧红，不能采取一、二、三秒进针法的进针速度，要不疾不徐，匀速进针，火针的深度不能小于0.5寸，自脐下扎至耻骨联合一线，火针点刺5条线（任脉、肾经、胃经），宁失其穴，不失其经，针下有声，避开石门穴。火针点刺

5 条线以点连片可调畅气血、温暖胞宫，使冲任和卵巢功能恢复正常。冲任与卵巢的功能协调主要取决于肾、脾二脏；肾藏精，主生殖；脾生血，主运化。火 5 通过刺激 5 条线上诸多穴位，有效调整肾、脾胃、冲任的功能，使卵巢功能恢复正常。软坚灸的功效就是软坚散结，尤其是痞根穴与照海穴，都具有祛除腹中包块的功效。因此，悬灸痞根穴在治疗中的作用至关重要。

艾灸与火针对治疗卵巢囊肿具有重要和显著的作用，而且不可或缺。普通毫针远达不到火针的效果。没有艾灸，对卵巢囊肿的治疗也会大打折扣，艾灸的温热、温阳、补虚功效有利于祛除腹中痞块，是其他疗法无法替代的。火针与艾灸是治疗卵巢囊肿的“克星”，也是温通法的特色。

二、病案举隅

【病案一】

患者，女，31 岁。产后 8 个月，月经不调，白带增多，小腹坠胀感，有压痛，可触及包块（约拳头大小）。小腹逐渐隆起，如妊娠五六个月，无其他不适，超声检查示左侧卵巢有一 5 cm×15 cm 的囊肿。西医建议手术摘除，患者想保守治疗，来我处求治。

治以活血化瘀，软坚散结。针方：火 5，软坚灸。治疗 1 个月，超声检查显示囊肿缩小至 3 cm×10 cm。继续治疗 1 个月，超声检查示囊肿仅为 1 cm×3 cm。继续治疗 1 个月，超声检查显示囊肿消失，所有症状消失，结束治疗。火针与艾灸的疏经通络、活血化瘀及软坚散结的功效在治疗中起到的作用是非常显著的。

【病案二】

患者，女，40 岁。体检发现左侧卵巢囊肿，大小为 3 cm×5 cm，无症状，但心理压力较大。前来诊治。

治以疏经通络，软坚散结。针方：火 5，软坚灸。治疗 1 个月后，患者超声检查示卵巢囊肿缩小为 1 cm×3 cm。继续治疗 1 个月，患者超声检查示卵巢囊肿消失，结束治疗。火针与软坚灸活血化瘀、软坚散结的功效在治疗中起到关键性作用，其疗效也是普通毫针无法替代的。

【病案三】

患者，女，47 岁。小腹胀痛半年余，超声检查示右侧卵巢囊肿，大小为 2 cm×4 cm，有压痛，伴精神紧张，前来求治。

治以疏经通络，软坚散结。针方：火 5，软坚灸。连续治疗 1 个月，患者超声检查示卵巢囊肿消失。巩固治疗 10 次后结束治疗。火针与艾灸的温热、活血化瘀、疏经通络、软坚散结功效在治疗中起着至关重要的作用。

第六节　子 宫 肌 瘤

一、概述

子宫肌瘤是由子宫平滑肌细胞增生形成的瘤性结节，是妇科常见的良性肿瘤之一。子宫肌瘤属于中医“癥瘕积聚”范畴。《灵枢·水胀篇》云：“石瘕生于胞中，寒气客于子门，子门闭塞，气不得通，恶血当泻不泻，衃以留止，日以益大，状如怀子……”古人很早就洞察了子宫肌瘤的发生与发展。《三因极一病证方论·卷十八·妇人女子众病论证治法》指出：“多因经脉失于将理，产蓐不善调护，内作七情，外感六淫，阴阳劳逸，饮食生冷，遂致荣卫不输，新陈干忤，随经败浊，淋露凝滞，为癥为瘕。”古人认为癥瘕积聚的病因病机为郁怒伤肝，肝郁气滞，气滞血瘀，或经期、生产时寒湿之邪乘机侵入，或脾肾阳虚，运化无力，痰湿内生，导致湿、痰、郁、瘀等聚集胞宫，发为癥瘕积聚。

子宫肌瘤在临床上不易被发现，大多是通过例行体检或者妇科检查时被无意发现。大多数子宫肌瘤没有症状，但有些子宫肌瘤则会引起白带增多、下腹疼痛、子宫出血、腹部包块及压迫征，甚至造成不孕与流产，若长期月经量过多还会造成贫血。此证患者极易产生心理压力，这将进一步加重病情而形成恶性循环。该病本身就与情志有直接关系，情志失和也是子宫肌瘤发病的重要原因之一，情志与病情相互影响。因此，治疗此证，调节情绪十分重要。

治以活血化瘀，疏经通络，温阳化滞，软坚散结。基础针方：火5，软坚灸。治疗中艾灸与火针的介入是其他针法无法替代。火针点刺腹部5条线（任脉、肾经、胃经）可疏经通络、软坚散结，对于治疗子宫肌瘤有着极强的针对性，而且疗效显著，是三通法临床上的独家秘籍，也是三通法的特色。施刺火5时，火针要烧红后匀速进针，针下有声，离穴不离经，避开石门穴，深度不能小于0.5寸，自脐下扎至耻骨联合水平线上。由于此证需要长期治疗，每次施用火5时一定要错开上次治疗的针眼，让肌肤得以修复。软坚灸本身具有极强的软坚散结功效，套穴中除了悬灸痞根穴有此功效外，照海穴也具有祛除腹中包块的作用，诸穴相伍，具有共同消除子宫肌瘤之功。在治疗初期会出现肌瘤体积稍微增大的现象，嘱患者不必紧张，这是因为经过治疗，瘤体由质硬变为质软，肌瘤会稍微增大，之后才会出现萎缩，这是治疗效果良好的征兆。

子宫肌瘤属于慢性病，往往在发现时，肌瘤在体内已久，因此，针灸治疗作为保守治疗需要一个长期的治疗过程。首先治疗目的是扼制住病情的发展势头，待稳定后再图好转或痊愈。医患都要有耐心和信心，患者要保持平和的心态，正确认识疾病，坚持长期治疗，相信针灸，相信温通法，才可能战胜顽疾。

二、病案举隅

【病案一】

患者，女，43岁。体检发现“子宫肌瘤”，至今已有2年，超声检查示子宫前、后壁肌层分别有 2.5 cm×1.3 cm、3.4 cm×1.3 cm 大小的稍强回音，边界清楚。初诊：腰腹酸胀，大便不畅，舌苔薄白，舌尖紫色，脉沉细，心情紧张，心理压力较大。

治以活血化瘀，疏经通络，软坚散结。针方：火 5，软坚灸。治疗 5 次后，患者症状未发生明显变化。继续治疗 5 次后，患者腰腹酸胀症状消失，大便不畅症状有所改善。连续治疗 30 次后，复查超声示前壁肌瘤消失，后壁肌瘤只有 0.6 cm×0.8 cm；患者无明显不适，心态平和，睡眠安稳，腰腹酸胀感消失，大便畅通，继续治疗中。火针的疏经通络、活血化瘀、软坚散结功效有效地扼制住肌瘤的发展，并有效治疗肌瘤，只有火针配合软坚灸，才能根治此证。

【病案二】

患者，女，30 岁。月经量多伴经期延长 6 个月。月经每次来潮后经期均为 10～15 天，本次已行经 13 天未净，量少，色淡，伴心悸、气短、乏力，情绪波动大，心理紧张。超声检查示子宫前壁有 3.3 cm×3.2 cm 大小稍强回音，边界清，部分突出子宫黏膜，提示“子宫黏膜下肌瘤”，前来我处求治。初诊：面色黄，舌淡，苔薄，脉细弱。

治以活血化瘀，疏经通络，软坚散结。针方：火 5，内关透郄门，软坚灸。10 次为 1 个疗程，隔日 1 次。治疗 3 个疗程后，患者超声检查显示子宫肌瘤缩小至 0.8 cm×1.0 cm，未见突出黏膜，患者心悸、气短、乏力等症状消失，面色红润，心态平和，继续治疗中。火针与软坚灸的活血化瘀、软坚散结功效在治疗中起到重要作用。

【病案三】

患者，女，40 岁。自觉小腹胀满，手能触到有一凸起，较硬，无压痛，且可移动，情绪波动较大时，肿物会变大、变硬。经西医检查确诊为“子宫肌瘤”，前来我处治疗。初诊：患者小腹凸起有拳头大，推之移动，时硬时软，无压痛，无症状，状如怀子。中医诊断为癥瘕积聚。

治以疏肝解郁，软坚散结。针方：火5，软坚灸。初次治疗时，火针烧红，沿凸起边缘向中间围刺，然后软坚灸。一诊后患者感觉肿物变软。治疗2周后，患者肿物进一步变软、变小，小腹部明显变小。继续治疗2周，患者小腹部肿物缩小2/3。时隔1年后又来我处治疗，病证未发展，基本保持年前治疗后的状态，效不更方，继续火5，软坚灸。坚持治疗1个月左右，患者腹软，肿物未触及。火针的活血化瘀功效和艾灸痞根穴的软坚散结功效有效地抑制病情的发展，并使病灶缩小或消失。

第六章　其他病证

第一节　上睑下垂

一、概述

上睑下垂是指上睑提肌的功能不全或缺失导致上睑部分或全部下垂的现象。病情轻者仅影响外观，重者部分或全部遮盖瞳孔，可影响视物，甚至影响视觉发育，导致弱视。现代医学认为此证与发育异常、神经肌肉疾病、创伤、衰老等有关，如提上睑肌发育不良、动眼神经麻痹、重症肌无力等。

古人称此病为“睢目”。《目经大成·睑废》云：“视目内如常，自觉亦无恙，只上下左右两睑，日夜长闭而不能开，攀开而不能眨……以手拈起眼皮方能视。”故又称“睑废”。中医认为，此病是由于先天禀赋不足、肝肾亏虚、精血不足、命门火衰、脾阳不升、脾虚失运、中气不足、风痰上壅、胞络受阻、气滞血瘀所致。

治以疏肝健脾理气，升阳举陷。基础针方：降压套穴（四神聪改百会），中脘，臂臑，攒竹，鱼腰，丝竹空，阳白，球后透承泣。针方中降压套穴可疏肝理气解郁，四神聪改百会，是因为百会为百阳之长，位于巅顶，提升阳气，以升阳举陷，这对于治疗意义重大。中脘穴具有升阳举陷的功效，是治疗此证的重要穴位。臂臑穴在三通法临床应用上是治疗各种眼疾的专用穴。

治疗中针对严重或久治不愈的病情，火针点刺眼周的穴位，患侧额头阳白穴处或上睑处可以火针密刺或毫针火针密刺。火针的介入格外重要，其强大的温热功效可温经通络，疏通眼周的脉络，活血化瘀，激发经气，振奋阳气，祛除瘀滞，调动气血，恢复肌肤弹性、开阖。

施针时火针不必烧红，采用一、二、三秒进针法的进针速度，不能针刺过深，透皮即可。对于严重或久治不愈的病情，还要火针轻点上睑，火针所点之处正处在眼球上，力度要恰到好处，点到即可，不可深刺，避免刺伤眼球。攒竹至丝竹空也可以火针密刺，也是透皮即可，也可以使用毫针火针，针眼创伤面较小，相对而言，更加安全。

上睑下垂属于慢性病、疑难病，欲速则不达，患者要做好长期治疗的思想准备。此外，患者要调整好自己的心态，放松精神，疏解胸怀，坚信针灸，定能战胜顽疾。

二、病案举隅

【病案一】

患者，男，56岁。半年前，左眼上睑突然下垂，遮挡视线，伴头痛，眠差。经中西医药物、针灸治疗3个月后，症状未见缓解，前来求治。初诊：左上睑下垂，舌红，脉弦滑。

治以疏肝解郁，升阳举陷。针方：降压套穴（四神聪改百会），臂臑，中脘，左侧头维、阳白、攒竹（双）、丝竹空、鱼腰、瞳子髎、四白火后毫，球后穴透承泣穴，毫针火针轻点左上睑。治疗5次后，患者左上睑可轻微上抬，余症没有变化。治疗10次后，患者左上睑上抬力度加大，头痛减轻。治疗1个月后，患者症状明显改善，头痛消失，睡眠平稳。继续治疗1个月后，患者上睑能够自主上抬，基本恢复正常，但转移视线后会出现短暂重影，这说明眼肌功能尚未完全恢复。巩固治疗1个月后，患者症状完全消失，结束治疗。火针与毫火具有活血化瘀的功效，使病灶局部血液循环通畅、气机条达、功能逐步恢复。眼周诸穴火后毫促进了眼肌的气血流通，使眼肌得以荣养。

【病案二】

患者，男，24岁。18岁时出现双眼上睑下垂，随着年龄增长，病情越发严重，已严重遮挡视线，经中西医药物治疗，疗效不佳。后接受“重睑成形术”，术后情况好转，可正常视物。半年前，患者双眼上睑又开始下垂，前来求治。

治以疏肝解郁，升阳举陷。针方：降压套穴（四神聪改百会），臂臑，火针点刺眼周穴位（头维、阳白、攒竹、鱼腰、丝竹空、瞳子髎、四白等）。治疗 5 次后，患者病情基本没有变化。治疗 10 次后，患者眼睑外观无变化，自述眼疲劳感消失。治疗 1 个月后，患者自觉视线遮挡情况明显减轻。继续治疗 1 个月后，患者视物无须仰视，外观上双眼明显变大。继续治疗 1 个月后，患者症状全部消失结束治疗。在诸穴相伍的基础上，火针点刺病灶部位，局部气机得以畅通，血气旺足，功能得以恢复。

【病案三】

患者，男，40 岁。3 个月前，双眼上睑无力，感到沉重，抬眼望远费力，须仰视，经中西医治疗效果不佳，前来求治。

治以疏肝解郁，升阳举陷。针方：降压套穴（四神聪改百会），臂臑，中脘，火针点刺眼周诸穴（头维、阳白、攒竹、鱼腰、丝竹空、瞳子髎、四白等穴）。治疗 5 次后，患者自觉上睑肌力稍增。继续治疗 5 次后，患者症状明显改善，眼皮的沉重感消失，但出现视物重影的现象，视线停止移动数秒后重影逐渐消失，转移视线后重影随即出现。调整针方：在原针方基础上去掉火针，眼周诸穴改为毫针。继续治疗 5 次后，患者所有症状消失，眼睛恢复正常，结束治疗。治疗中火针的作用很关键，其功效直接作用于病变位置，针对性极强。

第二节 鼻 炎

一、概述

鼻炎的主要症状为鼻塞不通，遇到温差刺激则喷嚏不断，睡觉时张嘴呼吸，严重者不闻香臭，清黄涕，伴有头昏、头痛，受季节影响明显。鼻炎属于常见病、高发病。

鼻炎属于中医“鼻鼽”“鼻渊”“鼻窒”范畴。此病最早见于《黄帝内经》,《素问·至真要大论》云：“少阴之复，燠热内作，烦燥鼽嚏……甚则入肺，咳而鼻渊。”古人认为鼻炎多为外感与内伤所致。《医学入门》云：“新者，偶感风寒，鼻寒声重，流涕喷嚏，宜以风寒治之……久则，略感风寒，鼻塞等证便发，乃肺伏火邪，郁甚则喜热恶寒，故略感冒，而内火便发，宜清金降火，兼通气之剂。”《寿世保元》认为：“夫鼻者肺之候，时常和则吸饮香臭矣。若七情内郁，六淫外伤，饮食劳役之过，则鼻气不能宣调，清道壅塞，即为病也。为衄血，为流清涕，为疮疡，为窒塞不通，为浊涕不闻香臭。”古人阐述了鼻炎的病因病机，并为其治疗指出了方向。

鼻为人体之门户，是通往脏腑的第一道屏障。鼻为肺之外窍，风寒袭肺，蕴而化热，或感受风热，乃至肺气失宣，客邪上干清窍而致鼻塞流涕，风邪解后，郁热未清，酿为浊液，壅于鼻窍，化为脓涕，迁延而发急、慢性鼻炎。其中过敏性鼻炎最突出的表现为晨起喷嚏不断，故不少人认为过敏性鼻炎主要是对冷空气过敏，其实这种认识是错误的，实际上过敏性鼻炎是对温差过敏，从冷环境到热环境也会喷嚏不断。除温度外，过敏原还有花粉、尘螨等。现代医学按发病快慢将鼻炎分为急性鼻炎和慢性鼻炎，按病因可分为过敏性鼻炎和非过敏性鼻炎，后者还包括萎缩性鼻炎、激素性皮炎等。中医将此证分为：肺气虚寒证、肺经风热证、脾气虚弱证、肾阳亏虚证、肺肾阴虚证。不同的病因病机引发不同的证候。

鼻为肺窍，是肺的门户，是人体抵御外邪入侵的重要关口，治以清热解表通窍。基础针方：快针点刺咳喘 10，小扶正，鼻 5。针方中咳喘 10 主要用于宣通肺气、调和营卫。小扶正疏肝、健脾、理气，滋阴扶正，培补后天之本，化生气血，扶助正气。鼻 5 疏通鼻窍、清热利窍，同时增强抵御外邪入侵的能力。诸穴相伍，宣肺气，利鼻窍，调营卫，共愈此疾。

需要强调的是，遇到严重或久治不愈的病证仍需要使用火针，鼻5火后毫的疗效明显强于普通毫针，对鼻窦炎、鼻息肉、鼻甲病变等，火针的效果更为突出。对鼻5施以火针时，采用一、二、三秒进针法的进针速度，火针不必烧红，进针应稳、准、轻、柔，动作流畅，尤其扎上迎香时，更应该注意施针的手法，点刺至鼻膜即可，切忌深刺。鼻5也可以直接毫火，这种刺法对技术要求更高，手法轻柔更为重要，尤其是毫火印堂穴时要格外注意，舒缓、流畅进针，一气呵成，针尖向下扎至半寸深，效果最佳，这就需要娴熟地使用毫火。与火后毫相比，毫火的疗效更加突出。但需要注意的是，由于女性对容貌的重视，针孔留痕极易使女性患者对治疗产生顾虑，加之毫火的针孔痕迹比毫针消退得慢，所以对女性患者慎用毫火，但有时为了疗效需权衡利弊。要与患者及时沟通，告之毫火的针孔痕迹虽然消退得慢，但最后不会留下任何痕迹，没有必要担心，要患者放下包袱，安心治疗。

鼻炎属于呼吸系统病变，所以咳喘10是治疗鼻炎必扎的基础套穴。火针的作用在治疗中作用突出且不可替代，只是火针的操作要求更加严格和规范，这关系到安全和疗效，因此医者必须熟练掌握鼻5的火针、毫火技巧，安全有效地治疗此证。

二、病案举隅

【病案一】

患者，男，35岁。患过敏性鼻炎10年，起床时打喷嚏数十个，时常鼻塞，睡觉张嘴呼吸，打鼾，冬季自室外进入室内，喷嚏不断，对温差敏感，经常头昏、前额胀痛，前来就治。

治以宣肺益气，通调鼻窍。针方：快针点刺咳喘10，小扶正，鼻5。三诊后患者症状有所改善。五诊后患者症状明显好转，但因患感冒，病情有所反复，调整针方，将鼻5毫针改成毫火。十诊后患者症状明显改善，睡觉不再张嘴呼吸，鼾声已很小。继续巩固治疗1周，结束治疗。毫火的活血化瘀和消炎祛滞功效直接作用于病灶部位，在治疗中起到了重要的作用。

【病案二】

患者，男，40岁。患过敏性鼻炎15年，经常流清涕，遇冷热温差刺激、闻到刺激性气味便喷嚏不停，鼻塞，夜晚张嘴呼吸，伴头痛、头昏，以秋冬交替时节症状为著。

治以宣肺益气，通利鼻窍。针方：快针点刺咳喘10，小扶正，鼻5火后毫。治疗5次后，患者症状有所改善，但对刺激性气味仍较敏感。调整针方：鼻5火后毫改为直接毫火。继续治疗5次后，患者症状明显改善。巩固治疗5次后，结束治疗。毫火的温热、消炎功效直接作用于病灶之上，疗效突出。

【病案三】

患者，男，30岁。患鼻窦炎5年，鼻塞，流青黄涕，打喷嚏，嗅觉减退，头昏、头痛，前来我处治疗。

治以宣肺益气，通调鼻窍。针方：快针点刺咳喘10，小扶正，鼻7（鼻窝处再加两针）毫火，上星毫火。治疗5次后，患者鼻塞缓解，黄涕渐多（原先很难排出），喷嚏减少。继续治疗5次后，患者所有症状全部减轻，头不再昏沉，嗅觉恢复正常。继续巩固治疗10次后，结束治疗。毫火的活血化瘀和消炎散邪功效直接作用于鼻甲部位，对于病证的治疗更加直接。

第三节　重　　舌

一、概述

重舌，出自《灵枢·终始》，又名“子舌”“重舌风”“莲花舌”。

《儒门事亲·卷三》云："热结于舌下，复生一小舌子，名曰子舌胀。"这说的便是重舌。《诸病源候论·小儿杂病诸候四（凡四十六论）》指出："其状，附舌下，近舌根，生形如舌而短，故谓之重舌。"《幼幼集成》说："重舌者，心脾有热。"《诸病源候论·唇口病诸候》认为："心脾有热，热气随脉波于舌本，血脉胀起，变生如舌之状，在于舌本之下，谓之重舌。"古人对于重舌从病因病机进行了高度概括性的论述。

重舌的临床表现为舌卷短缩，舌下血脉肿起，质软，形似小舌之状，颜色或红或紫，或见肿物连贯而生如莲花（"莲花舌"），或见舌体转动不利，语言不清，吞咽受阻，颊下多呈水肿，饮食时剧痛，口角流涎，咽干口臭，全身发热，烦躁多梦，腹胀便秘等，严重影响患者的生活质量。此证多由心脾湿热，复感风邪，邪气相搏，循经上结于舌而成；亦可由虚火上灼舌本，热结血瘀，湿热停聚所致。现代医学重舌属于"舌下腺炎""舌下间隙感染"等，病因主要是炎症。对于重舌的治法，古人认为病灶部位放血效果最好，《灵枢·终始》云："重舌，刺舌柱以铍针也。"认为刺血可使邪随血出，可解此疾。

治以疏肝健脾理气，清心解毒。基础针方：小扶正，内关透郄门，劳宫，火针点刺病灶，背五1或单穴心俞放血。《灵枢·始终》所说"刺舌柱以铍针也"是用铍针刺病灶出血的治疗方法，相比古人的治法，三通法使用火针点刺病灶的方法更具有优势。治疗时火针点刺病灶（重舌的舌体），既可消炎止痛，又能活血化瘀而疏经活络，点刺时必然会有出血的现象，热邪随血而出，此症可解。火针点刺时火针要烧红，深度不能小于0.2寸，不疾不徐，匀速进针。利用火针温度的强大优势，祛腐而生新，消炎而止痛，活血而祛瘀。治病求本，还要从源头治疗。背五1或单穴心俞放血，可祛除心脾之郁热。"心开窍于舌""舌为心之苗"，总之舌与心、脾、胃直接关联。对于心火偏重者，可以单穴心俞放血，清泻心之火。内关透郄门、劳宫的目的都是清泻心火，尤其劳宫穴，属于手厥阴心包经，主“口中烂，掌中热”，是三通法临床治疗由心火引起的口腔溃疡（口舌生疮）等的专用穴位。治疗重舌之证需疏泄并用，治疗中起到关键作用的是火针，重舌之证唯火针不可治。背五1放血的作用也是至关重要的，是从源头治疗，抓住了疾病的病机，治病求本。诸穴相伍，标本兼治，疏泄并用，综合治疗，全面治疗，方可治愈此疾。

二、病案举隅

【病案一】

患者，男，62岁。口腔溃疡严重，舌头转动不利，语言不清，口角流涎，咽干口臭，吃饭疼痛难忍，食用辛辣刺激类食物则疼痛加剧，吞咽困难，颊部热肿，身热，烦躁不安。初诊：发现舌下长出一簇小舌，红色，血管怒张，状如莲花。

治以清心泻火，活血化瘀，清热解毒。针方：小扶正，内关透郄门，劳宫，背五1或心俞放血交替进行，火针点刺增生的小舌。初次针灸治疗，火针点刺病灶（重生的小舌）时，热血涌出，针后患者症状明显改善，疼痛减轻。第二诊，患者重生的小舌有所萎缩。效不更方，继续治疗。三诊后患者小舌消失，疼痛消失，各种症状消失，情绪平复。巩固治疗至第十次，患者基本痊愈，结束治疗。火针的活血化瘀、清热解毒和消炎止痛功效直接作用于病灶，在治疗中起着至关重要的作用。

【病案二】

患儿，男，6岁。哭闹1周，拒绝吃饭、喝水。初诊：发现患儿舌下明显有2个肿物，舌体红，确诊为“重舌”，考虑心火炽盛所致。

治以泻心火，除瘀滞。针方：心俞毫针点刺，然后挤血（一两滴即可），上廉泉、劳宫毫针留针5 min。初诊后，患儿停止哭闹，可以喝水、吃饭，隔日患儿主动要求扎针。二诊时，观察患儿舌下肿物几乎消失，效不更方，再针刺 1 次，患儿痊愈。心俞放血是清泻心火最直接、最有效的治法，与劳宫穴、上廉泉穴配合在治疗中效果突显。

第四节 牙 痛

一、概述

牙痛又称“齿痛”，是指因各种原因引起的牙齿疼痛，为口腔疾病中最为常见的症状之一，可见于龋齿、牙髓炎、根尖周炎、牙外伤、牙本质过敏、楔状缺损等。牙痛属于中医学的“牙宣”“骨槽风”等病的范畴。牙痛大多为牙周炎、牙龈炎、蛀牙相关疾病导致的牙髓、牙神经感染引起。

中医认为“齿为骨之余”，而“肾主骨”，足少阴肾经和足阳明胃经络于龈中、上齿，故牙痛与肾和胃有密切关系。《诸病源候论》云：“牙齿痛者，是牙齿相引痛。牙齿是骨之所终，髓之所养。手阳明之支脉，入于齿。若髓气不足，阳明脉虚，不能荣于牙齿，为风冷所伤，故疼痛也。”古人认为造成牙痛的原因有两种，一是胃火，一是肾阴虚。所以治牙就是要治胃和补肾。

治以疏肝健脾理气，消炎清热。基础针方：小扶正，太溪，下关。小扶正疏肝、健脾、理气，太溪穴是三通法临床应用中专治肾虚牙痛的穴位，下关配以合谷穴专门治疗胃火牙痛。不论是肾虚牙痛还是胃火牙痛，此针方均可针对性治疗。

在临床中，以牙周病变引起的牙痛最为普遍，也非常痛苦，患者往往会出现半张面颊红肿热痛，夜间尤甚。针对这种情况就必须选用活血化瘀、消炎止痛、祛腐生新的火针来治疗，包括两种治疗方式：①助手翻开患者嘴唇，露出患病牙龈，火针烧红在最凸起处扎一两针，流出脓血，效果最佳；②火针烧红直接点刺患者面颊红肿部位，扎两三针即可。这两种火针扎法都有立竿见影的效果。

二、病案举隅

【病案一】

患者，女，65岁。在我处治疗高血压，来诊前1日晚出现右侧牙痛，牙龈肿胀，疼痛剧烈，呈跳动性，影响睡眠。初诊：右侧半张脸颊红肿。

治以活血化瘀，消炎止痛。初诊在治疗高血压针方的基础上，火针烧红点刺右侧脸颊红肿部位3～5针，次日牙痛消失，红肿消退。二诊时去掉火针，只在降压套穴的基础上加上右侧的太溪和下关，治疗1次后，患者牙痛痊愈。火针善于消炎祛肿、祛除壅滞，在治疗中作用显著。

【病案二】

患者，男，50岁。右侧下牙酸痛，冷热刺激后加剧1周。近日出现夜间痛，影响睡眠，伴右侧牙龈红肿、右侧面颊肿。

治以活血化瘀，消炎止痛。火针点刺面颊红肿部位，下关穴毫火。治疗1次后，患者痊愈。火针的消炎止痛和活血化瘀的作用显著。

【病案三】

患者，男，56岁。因食辛辣刺激性食物，次日牙龈肿痛，初诊：右下牙龈红肿。

治以消炎止痛。火针点刺右下牙龈肿起处2针，稍出血，次日患者痊愈。火针的消炎功效立竿见影。

第五节　口腔溃疡（口舌生疮）

一、概述

口腔溃疡，中医称“口舌生疮”，是一种发生于口腔黏膜的浅表性溃疡，多见于唇内侧、舌尖、舌腹、颊黏膜、前庭沟、软腭等部位。

其在《黄帝内经》中称为“口疮”，《素问·气交度大论》云：“岁金不及，炎火乃行……民病口疮。”历代医著中又称“口疳”“口糜”“口破”等。此病发作时疼痛，食入刺激性食物，疼痛尤甚，局部灼热明显，并伴有口臭、慢性炎症、便秘、头痛、头晕、恶心、乏力、烦躁、发热、淋巴结肿大等症状。

中医认为“心开窍于舌”“舌为心之苗”，认为舌体的病变与心密切相关（“诸痛痒疮，皆属于心”）。口舌生疮的病因主要与心火上炎、脾胃郁热有直接关系。脾胃伏火、邪热熏蒸、肝经郁热、阴虚阳盛、气血两虚等均是诱因。巢元方在《诸病源候论·唇口病诸候》中阐述：“手少阴，心之经也，心气通于舌。足太阴，脾之经也，脾气通于口。腑脏热盛，热乘心脾，气冲于口与舌，故令口舌生疮也。”古人明确地指出，口舌生疮关键是因心脾有热，循经上扰而致。口腔溃疡虽非大病，却非常痛苦，严重影响人们的生活质量，久治不愈，直伤心神。

治疗口腔溃疡以泻心脾之热为要，活血化瘀，消炎止痛。基础针方：小扶正，劳宫，内关透郄门，承浆，背五1或心俞单穴放血。小扶正可疏肝、健脾、理气、滋阴扶正、提升人体正气。内关透郄门可调整心气功能且舒通经脉。劳宫穴在三通法临床应用上专治心火上炎引发的口舌生疮、口臭等症。承浆穴也是治疗口干、口臭的穴位，与劳宫一上一下，一远一近，针对症状直接治疗。背五1或心俞单穴放血可清除心脾郁热，从源头治起。

对严重或久治不愈的口腔溃疡，除了上述治法外，还需火针的参与，火针强大的消炎止痛功效在治疗中起着至关重要的作用。治疗时，火针直接点刺病灶部位，火针需烧红，匀速进针，不疾不徐，对准病灶，根据病灶面积大小，决定扎针数量，一般情况下以3～5针为宜。治疗时如遇特殊部位可借助器具或助手帮忙，施刺时如果出血，不必紧张，热邪随血而出，对于缓解、消除症状极为有利。火针点刺病灶事半功倍。

二、病案举隅

【病案一】

患者，女，38岁。长年患口腔溃疡，舌右侧有一块溃疡，经久不愈，冷、热、酸、甜、辣刺激后疼痛难忍，对情绪影响极大，导致入睡困难，严重影响生活质量，经中西医药物治疗，疗效不明显，前来求治。

治以活血化瘀，清热解毒。针方：心俞放血，小扶正，劳宫，承浆，火针点刺舌体溃疡部位。治疗1次后，患者症状有所好转，对刺激性食物刺激略能适应。治疗3次后，患者症状明显好转，舌体溃疡面积缩小2/3。心俞放血改为1周1次，治疗5次后，患者症状全部消失，情绪平稳，睡眠甚佳，舌体溃疡完全愈合。巩固治疗5次后，结束治疗。火针对于疮疡肿痛的治疗有明显效果，主要缘于火针的消炎止痛、活血化瘀和祛腐生新的功效，故火针对口腔溃疡的疗效就显得特别突出。

【病案二】

患者，女，62岁。反复出现口腔溃疡，伴口苦、口黏，咽干，急躁，情绪波动较大，便秘，睡眠差。

治以活血化瘀，清热解毒。针方：背五1放血，神10，劳宫，承浆，火针点刺口疮病灶，上巨虚，下巨虚。治疗5次后，患者口苦、口黏、便秘、睡眠等均有所改善，继续治疗5次后，患者所有症状全部消失，情绪稳定，睡眠安稳，口疮消失，结束治疗。背五1可清除心脾郁热，是从源头治疗。火针的活血化瘀和消炎功效在治疗中起着重要的作用，其功效作用于病灶，效果显著且直接。上巨虚、下巨虚的清利下焦和通便清肠的作用也很关键。

附　　录

套穴组成与功效

【头 8】

穴位组成：四神聪、本神、攒竹。

功　　效：清利头目，疏发上窍，醒脑息风，镇惊安神。作为大扶正、18 通、18 好等套穴的组成部分发挥治疗作用。

【小扶正】

穴位组成：头 8、曲池、合谷、足三里、三阴交、太冲。

功　　效：疏肝健脾理气。主治邪实、正不虚之病证，是滋阴扶正的套穴，主要针对实证、热证（包括阴虚之证）。

【降压套穴 / 偏瘫套穴】

穴位组成：头 8、小扶正、风池、阳陵泉、照海。

功　　效：柔肝潜阳，息风止痉，祛瘀除滞，疏经通络，醒脑开窍，开发神智。主治肝阳上亢或肝气郁结疾病，也是治疗中风后遗症（半身不遂）的针方。

【脐 4】

穴位组成：中脘、天枢、气海。

功　　效：调气养血，升发阳气。作为大扶正、18 通、18 好等套穴的组成部分发挥治疗作用。

【大扶正】

穴位组成：头 8、小扶正、脐 4（灸）。

功　　效：疏肝健脾，理气养血。主治各种虚证（气虚、血虚）、寒证（风寒、湿寒）。

【18 通】

穴位组成：头 8、小扶正、脐 4（灸）、上巨虚、下巨虚。

功　　效：清利下焦。主治便稀、便干、便秘等肠道病变。

【18 好】

穴位组成：头 8、小扶正、脐 4（灸）、四满、水道。

功　　效：扶助后天，疏经活络，温经散寒，温暖胞宫，活血化瘀。主治各种泌尿系统、生殖系统疾病。

【火 5】

穴位组成：腹部 5 条线（任脉、肾经和胃经）。火 5 是火针点刺腹部 5 条线（任脉、肾经和胃经）的简称，起点是天枢、神阙水平线以下，一般止于水道穴水平线以上，根据病情不同，火针点刺的长度不同。

功　　效：活血化瘀，温经散寒，软坚散结，除痞止痛，温经通络。主治严重的泌尿系统、生殖系统、消化系统病变，配伍 18 通、18 好使用。

【神 10】

穴位组成：足三里、三阴交、太冲、头 8、内关透郄门、神门。

功　　效：疏肝理气，安神定志。主治癫痫、癫狂、失眠、抑郁、焦虑、更年期综合征等疾病。

【胃12】

穴位组成：头8、内关、脐4（灸）、足三里、三阴交、太冲。

功　　效：疏肝健脾，理气和胃。主治一切胃脘病变，也是治疗各种胃脘病变的基础方。

【鼻5】

穴位组成：迎香、上迎香、印堂。

功　　效：清利鼻腔，疏通鼻道，增强肺卫功能。主治呼吸系统疾病。

【廉3】

穴位组成：上廉泉穴与两旁各1个阿是穴。

功　　效：清咽利舌，疏风泄热。主治咽喉病变、舌强、失音。

【颈6】

穴位组成：颈部喉结与颈动脉之间的狭长部位双侧各3个阿是穴。

功　　效：祛瘀散结，通经活络，软坚散结。主治甲状腺病变和咽喉病变，包括急、慢性咽炎和声带病变。

【膻3】

穴位组成：膻中穴与膻中至天突之间的2个阿是穴。

功　　效：宽胸理气，活血通络，清肺止喘，舒畅心胸。主治心、肺、胃气滞、气逆、气结。

【肩4】

穴位组成：肩髃、肩髎、肩关节前方的阿是穴、臂臑。

功　　效：舒筋通络，行气活血。主治肩关节病变，如肩周炎、偏瘫的单臂不举等症。

【三阳】

穴位组成：阳溪、阳池、阳谷。

功　　效：舒筋通络，行气活血。主治各种累及腕部病变，包括风湿病、偏瘫、劳损、外伤等。

【带 2】

穴位组成：带脉及其上下方的阿是穴。带脉及其上方阿是穴称为“上带 2”，带脉及其下方的阿是穴称为“下带 2”。

功　　效：活血理气，排毒瘦腰，调节冲任，调和脾胃，也可温补肝肾，通利下焦。上带 2 主治两胁病变；下带 2 主治妇科疾病，也用于瘦身塑形等。

【膝 5】

穴位组成：鹤顶、犊鼻（外膝眼）、内膝眼、阳陵泉、阴陵泉。

功　　效：调理气血，疏通经脉，散寒除湿，通利关节，祛瘀除痹。主治膝关节的各种病变，包括风湿、滑膜炎、增生及各种膝关节痛等。

【椎 8】

穴位组成：风池、天柱和天柱上下各一的阿是穴。

功　　效：疏经通络，祛瘀通滞，壮骨强筋。主治颈部疾病，包括颈椎病、落枕等。

【椎 11】

穴位组成：在椎 8 的基础上，在督脉上再加 3 针，与椎 8 三行并列。

功　　效：疏经通络，祛瘀通滞，壮骨强筋。主治严重、久治不愈的颈椎病。

【椎 14】

穴位组成：在椎 11 的基础上或上或下再加 3 针，共 3 列，每列 4 针。

功　　效：疏经通络，祛瘀通滞，壮骨强筋。主治严重、久治不愈的颈椎病。

【咳喘 10】

穴位组成：大杼、风门、肺俞、肩井、风池。

功　　效：解表，宣肺，降逆，平喘，止咳，益肾。主治外感病，如感冒、咳嗽、发热等，也可治疗呼吸、咽喉、声带、鼻部病变。

【胛 6】

穴位组成：在两侧肩胛缝隙半圆形弧线上各 3 个阿是穴（不考虑经络与穴位）。

功　　效：活血化瘀，散风祛寒，舒筋通络。主治落枕、肩周炎等病的肩背疼痛、发凉、畏寒等症。

【火点督】

穴位组成：督脉诸穴或整条督脉。火点督是火针点刺督脉诸穴或整条督脉的简称。

功　　效：激发阳气，激发经气，振奋元阳，醒脑开窍，通髓。主治痿证、骨痹（强直性脊柱炎），以及一系列小脑病变、神经元病变。

【肾 8】

穴位组成：肾俞、气海俞、大肠俞、中空。

功　　效：补益先天，强腰壮骨，益肾填精，健脑生髓。主治肾虚（肾阴虚或肾阳虚）引起的疾病，如治疗呼吸系统、泌尿系统、生殖系统及腰腿病变。

【痛 10】

穴位组成：肾俞和八髎（上髎、次髎、中髎、下髎）。

功　　效：疏经通络，化瘀止痛，调经暖宫，通利下焦，消瘀解滞。主治各种泌尿系统、生殖系统疾病，痛经，骶骨痛，及肠道病变，如便秘、肠梗阻等。

【三大俞】

穴位组成：肾俞、脾俞、膈俞。

功　　效：疏降血糖。主治糖尿病。

【环中至昆仑】

穴位组成：环中、承扶、殷门、风市、委中、承山、三阴交、阳陵泉、绝骨、昆仑。

功　　效：通经活络，强腰壮腿，松筋舒骨，祛湿除痹，散寒化瘀，活血止痛。主治腿骨风痺、腰胯痛、下肢痿痹等。

【委中至昆仑】

穴位组成：委中、承山、三阴交、昆仑。

功　　效：肾 8、椎 8 的远端配穴及上下配穴，主治腰腿痛、股骨头病变、痿证、截瘫、帕金森病等。

【软坚灸】

穴位组成：曲池、合谷、照海、痞根。

功　　效：软坚散结。主治盆腔内的占位性病变（包块），如子宫肌瘤、卵巢囊肿及其他占位性病变等。

【大长对刺】

穴位组成：大椎、长强。大椎穴用3寸以上针，针尖向下刺，长强穴用3寸以上针，针尖向上刺，两针相对。

功　　效：醒脑开窍。主治神经系统疾病，如癫痫、脑性瘫痪、小脑萎缩、帕金森病、阿尔茨海默病等。

【脑12】

穴位组成：百会、哑门、大椎、心俞、譩譆、肾俞、长强（对于患儿，则采用腰奇）、照海。

功　　效：醒脑开窍，开发心智。主治脑性瘫痪、智力障碍、多动症、孤独症、五迟、五软、癫痫、痴呆、癫狂等。

【背五1】

穴位组成：大椎、心俞、脾俞。

功　　效：清热解毒，解上焦之热。配合治疗心血不畅、心血瘀阻、心火上炎造成的各种疮疡痈肿、口舌生疮、荨麻疹，以及面部毛细血管扩张、皮肤过敏等。

【背五2】

穴位组成：大椎、心俞、肝俞。

功　　效：清热、解毒、平肝潜阳。主治肝胆病变、肝阳上亢证及肝气郁结证，如高血压、眼疾、皮肤病、脂肪肝、高脂血症等。

【背五3】

穴位组成：大椎、肝俞、胃俞。

功　　效：清热解毒，调整内分泌。主治各种病变引起的内分泌失调、情绪波动、烦躁不安、更年期综合征，以及由内分泌失调引起的面色晦暗、黄褐斑、痤疮等。

以上套穴是本书内容所涉及的套穴，在《普仁明堂示套穴》一书中有对套穴配伍意义、临床使用细节和加减变化更详细的介绍。为帮助新读者更顺畅地读懂这本书，特将本书涉及套穴简要介绍列出。